バイオレゾナンス医学選書 ①

バイオレゾナンス医学の
理論と実際

病気が ここまで 治った。

矢山利彦 [編著]
バイオレゾナンス医学会理事長

評言社

まえがき

　病気の数はいくつあるかご存知ですか。実は1万以上の病名が登録されています。医師も自分の専門以外では知らない病気がたくさんあります。しかし、人間はそんなにも病気になる存在なのでしょうか。

　日本では3人に1人ががんで亡くなると言われていますが、その状況が改善する傾向はみられていません。そして、超高額の薬剤が開発され、「医学の進歩が国を亡ぼす」とまで言われています。

　ここで一度、「病気を治すこと」「健康に生きること」について、基本戦略(物事に対する根本の進め方)を考え直してみてはどうでしょうか。本書はそんな視点からのアイデアが満載となっています。執筆医師は皆、市井の現場の医師たちです。大学病院や研究機関で研究しているわけでもなく、医療行政とも無縁です。医学や医療の情報はほとんどが大学や研究機関、行政により、つまり上から流れてきます。

　本書の内容は「町医者から発信する、ビックリするような医学情報」です。その意味で権威はまったくありません。また、統計学を用いた「エビデンス」でもありません。しかし、ここには真実の「萌芽」があります。お読みになるあなた様に少しでもそれが伝わることを執筆者一同、祈念しております。

　最後に、本書にあるバイオレゾナンス医学の核となる世界観や人間観を我々に教示してくださっている、ソニーでコンパクトディスクやAIBOなどの革新的開発をされてきた天外伺朗先生に寄稿をいただきました。感謝いたします。

バイオレゾナンス医学会理事長
矢山　利彦

もくじ
バイオレゾナンス医学選書❶
病気がここまで治った。——バイオレゾナンス医学の理論と実際

まえがき ——————————————————————— 3

§1 バイオレゾナンス医学の世界　矢山 利彦 ——— 9
——病気は治るようにできている！

1. 真理は単純明快 ——————————————————— 10
2. 5つの病因論 ———————————————————— 14
3. 「ゼロ・サーチ」とは何か —————————————— 28
4. ゼロ・サーチのメカニズム —————————————— 30
5. 生体のエネルギーをゼロ・サーチで観測する ————— 32

§2 バイオレゾナンスでみる病気の世界　森 正道 ——— 39
〜身体の中はこんな風に見える〜

1. バイオレゾナンス医学の「共鳴」現象による診療 ———— 40
2. 「共鳴」で診療する方法 ——————————————— 41
3. レヨメーターとゼロ・サーチで有効な薬も推測できる —— 44
4. バイオレゾナンス医学の優れた点 —————————— 46
5. バイオレゾナンスの力で難病に立ち向かう —————— 47
　　〜「SLE」の症例より〜

§3 私のバイオレゾナンス診療　陣内　賢 ——— 51

1. ターニングポイント ——— 52
2. 耳鼻咽喉科医のバイオレゾナンス診療の実際 ——— 52
3. バイオレゾナンス医学で学んだこと ——— 55
4. 患者さんの期待 ——— 58
5. バイオレゾナンス医学を日常診療に導入した結果 ——— 59
6. 大切に思っていただきたいこと ——— 62

§4 病気は治る　青木　秀夫 ——— 65

1. 社会に裨益する人になる ——— 66
2. バイオレゾナンス医学による病気治しの実際 ——— 69
3. バイオレゾナンス医学による治し力の向上 ——— 83

§5 血液オゾンバイタル療法（血液クレンジング）と統合医療　森　吉臣 ——— 85

1. 悪性新生物の急増と日本での死亡数の年次推移 ——— 86
2. 「治す医療」から「予防する医療」への転換 ——— 87
3. がん治療の現実 ——— 89
4. 統合医療でがん予防を ——— 93
5. 血液オゾンバイタル（血液クレンジング） ——— 96
6. 血液クレンジングの適応 ——— 101
7. 血液オゾンバイタルと糖尿病治療 ——— 103
8. 予防医学の重要性 ——— 105

§6 やってよかったバイオレゾナンス医学　佐藤　晃 ── 107

1. 考えるな、感じろ。 ── 108
2. 30年来の肩こりが治った ── 108
3. 一生治らないと言われたが…… ── 111
4. 身体が軽くなった ── 113
5. 7年間苦しんだ痛みからの解放 ── 115
6. すっきり起きられるようになった ── 117
7. 抜歯と根管治療を考える ── 119

§7 バイオレゾナンスにおける歯科医療の役割　杉本　叡 ── 125

1. 歯の根っこの治療 ── 126
2. 病気の原因群 ── 127
3. 歯科医にできること ── 128
4. 墨汁標本 ── 128
5. 歯科における非金属（ノンメタル）治療 ── 129
6. ゼロ・サーチによる診断 ── 137
7. 咬み合わせの問題 ── 140
8. 正しい根管充填 ── 146

§8 病気治療は根本治療から　杉田 穂高 ── *149*

1. 医食同源〜食べ物が身体を作り、食べ物で病気になる ── *150*
2. 病気には原因がある ── *152*
3. 重金属汚染・電磁波 ── *154*
4. 化学物質 ── *165*
5. 潜在感染（菌、ウイルス、カビ） ── *165*
6. 身体の歪み ── *170*
7. 乳製品・肉食とがんの関係 ── *180*
8. 乳製品と骨粗鬆症の関係 ── *181*
9. リウマチや平山病は"不治の病"か？ ── *182*
10. 生活指導 ── *184*

§9 ホロトロピック・ムーブメント　天外 伺朗 ── *187*
〜新しい世界観・新しい人間観〜

1. ホロトロピックとは ── *188*
2. 病気は意識の変容のチャンス ── *189*
3. いまの医療の常識とは正反対のホロトロピック ── *190*
4. ホロトロピックが新しい価値観を創り出す ── *193*

あとがき ── *195*

§1

バイオレゾナンス医学の世界
病気は治るようにできている！

バイオレゾナンス医学会理事長／Y.H.C. 矢山クリニック院長
矢山 利彦

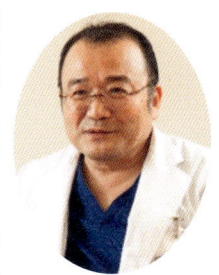

1980年、九州大学医学部卒。福岡徳洲会病院で救急医療を中心とした診療に携わり、福岡医師漢方研究会で東洋医学を学ぶ。漢方薬、鍼灸などの研究、実践を経て、気功に辿り着く。1983年、九州大学医学部第2外科に入局。大学院博士課程にて免疫学を研究した後、1987年に佐賀県立病院に移り、好生館外科医長、東洋医学診療部長を歴任する。
2001年、Y.H.C. 矢山クリニックを開院。2005年6月、医科と歯科、気功道場、自然食レストランを併設した新病棟を開院。西洋医学と東洋医学を融合させ、「気」の生命エネルギーを生かす総合的な医療を実践。
波動医学の研究を進め、バイオレゾナンス医学会を設立し、自ら経路エネルギー測定器「ゼロ・サーチ」を開発。漢方薬、鍼灸、代替医療を気の観点から統合したホロトロピック的アプローチによる医療を実践している。独自に開発した気功や空海の研究者としても知られる。空手道六段、合気道三段の武道家でもある。主な著書に『気の人間学』（ビジネス社）、『超訳・空海の人間学』（クエスト）、『リウマチがここまで治った！』『難病・がんでもあきらめない！』（評言社）などがある。

❖ 1. 真理は単純明快

「真理は単純明快なんだよ」──これは私が人生の師と仰ぐ故舩井幸雄先生から何度も何度も聞いた言葉です。「経営の神様」といわれ、さまざまな業種の会社、地方自治体まで経営の指導をおこなって、驚くべき成果を上げ続けてこられた舩井先生に、「その極意は何でしょうか？」と私が質問したときの答えが「真理は単純明快なんだよ」でした。また、気功や医学の研究の結果を舩井先生に説明すると「フーン、おもしろいねー。でも、もう少し単純明快になるといいねー」が決まって返ってくる言葉でした。

「真理は単純明快」「真理は単純明快」……何度聞いても、その真意はわかりませんでした。それは医学を学んだアタマの中は、膨大な情報をできるだけ正確にかつ整然と並べて症状やデータを頼りに検索をおこない、病名を決めるように訓練されているからです。病名が決まれば治療はほとんどマニュアル化されています。手術や内視鏡などの手技は身体を動かす別の知能を要しますが、知識の世界はそうなっていることに異論をとなえる医師はいないはずです。

そのようなアタマになっていた自分には「真理は単純明快」は意味不明の呪文のようものでした。しかし、あまりに何度も言われるので、それならば病気を単純明快に見ることができるかどうか、考え、検討してみようと思ったのが「5つの病因論」の始まりです。これは今から15年以上も前のことですが、忙しく臨床をおこなっている医師のアタマだけでは、なかなか生まれてこない発想のように思います。その意味で舩井幸雄先生には本当によいことを教えていただいたと感謝しています。

「5つの病因論」は当初仮説として提唱し始めましたが、今ではバイオレゾナンス医学の臨床をおこなっている医師たちが数えきれないほど臨床の場での検証をおこなってくれたことで、単純明快な真説となっています。

自分の病気、そして患者さんの病気がどうして生じてきたのか、を明確に認識する強力なツールとして使っていただければ幸いです。

5つの病因論について、患者さんとの数多くの対話を繰り返してきました。それらをまとめて対話形式で説明していきます。

❶「原因不明」の意味するもの

患者：先生、私はどうしてこんな病気になったのでしょうか。

医師：病原菌のついた食物を食べたら腹をこわし、インフルエンザウイルスを吸ったらインフルエンザになります。このように元気な人が病気になるとき、必ず何か原因が身体にあるはずですね。

患者：それはそうですが、私の病気は原因がわからないと前の病院では言われました。

医師：原因が確定しない病気はたくさんあります。いや、ほとんどの病気の原因は明らかになっていないと言ってもいいくらいです。

患者：でも、腹痛があって体重が減る原因を検査したらがんが発見された、という話はよくありますね。

医師：そうですね。でもそれはがんという現象が生じていたのであって、がんの原因について言っているのではありません。現象の奥には必ず原因があります。原因がなくて現象が生じることもありません。氷山の海面から上が現象で、海面から下が原因と考えればわかりますね。

患者：それはわかりますが、「原因不明」ってよく言われますね。

医師：原因不明ということは、原因が存在しないということではありません。
患者：それなら、なぜ「原因不明」って言われるのですか。
医師：「原因不明」とは、原因が認識できないという意味です。つまり、生きている人間を血液検査や画像診断で調べても原因がつかまらないという意味です。
患者：なるほど。それなら、死んだ人を病理解剖すれば原因がわかるということですか。
医師：病理解剖をすれば、どのような現象が生じていたのかはわかりますが、その奥の原因を知るには、さらに微細なレベルの検査をおこなって、細菌やウイルス、化学物質などが身体の組織の中に残っていないか調べる必要があります。
患者：なるほど。そこまでおこなえば原因がかなりわかるのですね。しかし生きた人間では難しい。

❷生体の「免疫システム」とは

医師：それに生きた人間の中で、リアルタイムな処理でおこなわれている免疫システムの働きは知ることができません。
患者：免疫という言葉をよく聞きますが、どういうものなのですか。
医師：免疫とは、端的に言えば「生体を防御するシステム」のことで、生物はこの機能を何重にも備えています。社会の平安を守るために、いつもパトロールして働いてくれる警察がいて、少し大きな騒動があれば機動隊が出動し、戦争になれば軍隊が出動しますね。そのように身体の内で免疫が働いているのです。

　そして、この免疫が過剰に働いて、自分の身体を攻撃するようになった状態を「自己免疫疾患」と言い、免疫の働きが低下して、異常な細胞を排除できなくなるとがんができます。
患者：なるほど。軍隊が自分を攻撃すると、リウマチ、クローン病、

SLEなどの自己免疫疾患、軍隊が弱っているとがんになるというのはよくわかります。そうすると、軍隊がどう働いているのか知ることが大事ですね。

医師：そうなんです。基礎医学としての免疫学は非常に発達してきましたが、この知識が生きた人間をみる臨床の場ではまったく生かされていません。戦いの場で軍隊がどんな武器を使って働いているかが全くわからずに戦っているということです。

患者：生きた人間の中の原因もよくわからない、免疫の働きもわからない、つまり敵の正体もわからず、味方の兵隊の働きも見ないで戦争をしている、そんな戦争をなんとか勝つように毎日働いている先生方は大変ですねー。

医師：わかってくれてうれしいです。医師のアタマの中には、細菌学、ウイルス学、病理学、免疫学、薬理学……膨大な医学の基礎知識がつまっています。しかし、臨床の場ではそれらが使われることなくデットストックとなっています。

　先日、研修医の方が見学に来られて、自分たちは、必死に基礎医学の知識を頭につめ込んだけれど、実際に患者を治療しているとき、その知識をほとんど使うことがない、あの苦労は何だったのだろうと言っていました。

患者：先生が診察しているときは、なんとかウイルスがいるとか、免疫がどう働いているとか説明されますよね。あれはどうなっているのですか。

医師：よく見ていましたね。見学の研修医の方も、身体の中に細菌、ウイルス、寄生虫などが原因となって、免疫がどう働いているのかを「ゼロ・サーチ」という微細エネルギー検知装置で診察しているのを見て驚きます。しかし、自分も「ゼロ・サーチを使いたい」という人はまだ少ないですね。

患者：あのゼロ・サーチという装置はどういうものなのですか。

医師：ゼロ・サーチを発明することができ、それを 100 名以上の医師が毎日使って、驚くべき成果をあげているので、再現性という科学の要件は満たしているのですが、説明してもわかっていただけるのはなかなか難しい。ただ、基礎医学の知識を臨床に使えるようになってきたことは間違いありません。今後徐々に広まるとうれしいのですが……。

　ゼロ・サーチについては後ほど詳しく話すとして、ゼロ・サーチを使って数多くの患者さんを診察して見えてきた、病気の奥にある「5 つの病因論」について説明しましょう。

❖ 2. 5 つの病因論

　バイオレゾナンス法を用いて 1 万人以上の患者さんを観測し、その結果見えてきた病因は 5 つに分類できました。

- ●金属汚染──歯科金属、水、食品より
- ●電磁波───ジオパシックストレス、パソコン、携帯電話、ハイブリッドカーなどの電磁波を発生するもの
- ●潜在感染──ウイルス、細菌、カビ、寄生虫
- ●化学物質──シックハウス、食品添加物、残留農薬
- ●内因────精神的ストレス

❶第 1 の病因──金属汚染
ⅰ **ヒトは金属に対して防御機能を持っていない**
　金属汚染はとても重要な病因ですが、あまり医学界では認識され

§1 バイオレゾナンス医学の世界──病気は治るようにできている！

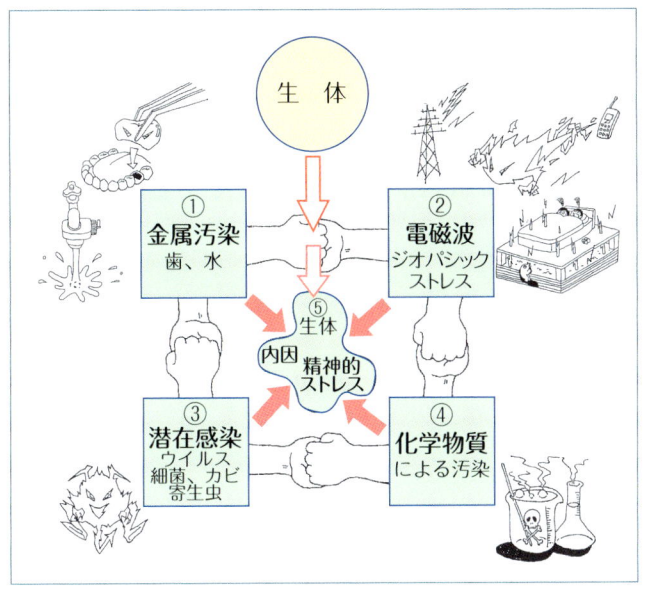

5つの病因

ていません。金属汚染から免れている人はほとんどいないと言ってよいほど重大な問題なのにまったく自覚されてない。しかも病気を引き起こす最大の原因と言ってもよいほどです。

　生命体は長い生存の歴史のなかで、病気の原因が体内に入ってきたとき、それを排除し、自分自身を守るという仕組みをつくってきました。そして、その反応が生じたとき、それを自覚できるようにできています。

　誰にでもわかるのは感染症です。風邪や食中毒を思い浮かべれば納得できるでしょう。これは生命にとって病原菌が生存を脅かす大きな原因だったので、これに対して何重にも防御システムを進化させてきた結果なのです。一方、金属汚染はほとんど生命体にとって問題になりませんでした。なぜなら、さまざまな金属を精錬という地中から引っぱり出す方法ができたのは、歴史的に見ればほんの近

ごろのことで、生命体は、金属汚染に対してほとんど防御システムを備えていないと言ってよい。まったくないというわけではなく、金属排泄のための酵素を体内に持ってはいますが、感染に対するシステムとは比べようもなく貧弱です。したがって、感染症にみられるようなアラームシステムとしての身体の反応は金属汚染では起こってこないのです。これが金属汚染に対して人々が無自覚、したがって問題意識を持たない理由と言えます。

ii 歯科金属が深刻な病因になっているケースは多い

金属汚染で特筆しなければならないのは歯科金属によるものです。歯科治療で使用される金属汚染によって、口中だけでなく体内中にたえず金属の害が及んでいきます。

私はこのことを私自身の肩こりから発見しました。今から十数年前ですが、当時の私の歯には、アマルガムが6ヵ所、パラジウム合金も6ヵ所ぐらいありました。

アマルガムは、水銀と他の金属との合金です。歯科用充填材としては、銀65％以上スズ25％以上のアマルガムが使われています。このアマルガムが身体にとって有害であることは、自然療法や代替療法を学んでいる人間にとっては常識になっています。

iii なぜ歯科金属を取ると体調がよくなるのか

これについては、医師と歯科医師のダブルライセンス・ドクターである陰山康成先生（一般社団法人国際和合医療学会常任理事／医療法人癒合会 高輪クリニック院長）が詳しいのですが、陰山先生は歯科金属から出る電気を測る器具を開発もされています。私は、陰山先生の先輩の小原先生から、歯科金属からの電気を測る器具を借りて、患者さんの歯科金属を測定してみました。ある患者さんはなんと電圧が350ミリボルトでした。

心臓の電気出力は心電図で測ることができますが、心肥大の基準値が3.5ミリボルトで、それ以上は異常なのです。その値の何と百倍もの電圧が何回測っても出てきます。人体はこれを感じていないはずはなく、人体に害作用を起こしていないとはとうてい考えられません。

　そこで、コンデンサの性質を利用して、金属からこの電気を抜きとる装置を自作して電気を放電してみると、痛みやこわばりなどの症状は一時的に著減します。しかし、金属があるので症状は再度出てきます。

❷第2の病因──電磁波

ⅰ すべての電磁波は有害である

　ノーベル医学賞に2回ノミネートされた生理学者ロバート・ベッカー博士は「すべての人工的な電磁波は、周波数に関係なく有害である」と主張しています。

　その理由は、①成長細胞に悪影響、②がん細胞の成長を促進、③発がん作用、④胎児の異常発育、⑤神経ホルモンの変化、⑥自殺・異常行動、⑦生理リズム阻害（ストレス反応）、免疫機能の低下、⑧学習能力の低下……とのことです（ロバート・ベッカー著・船瀬俊介訳『クロス・カレント──電磁波被曝の恐怖』新森書房）。

　これが事実ならば本当に困ったことになります。私たちの身の回りを見てください。電気を使っていないものを探すのが難しいでしょう。テレビ・ラジオ、照明器具、冷暖房の空調、調理器具……そして、オフィスや家じゅうに張り巡らされた電気配線。日常生活は電磁波だらけといっても過言ではないでしょう。

ⅱ ケータイの電磁波はどうなのか

　いまやケータイ・スマホは1人に1〜2台の時代です。子どもか

らお年寄りまで、ケータイを持っていない人はよほどの変人かあるいはVIPかのどちらかでしょう。しかし、ケータイの電磁波が人体に悪影響を及ぼしていることは間違いなさそうです。

　船瀬俊介氏の著書『電磁波被曝』(双葉社)によると、脳腫瘍や睡眠障害、頭痛・めまい、DNA障害、脳関門障害、がん抑制物質の破損など、数多くの事例が紹介されています。

　もし、こういう現象が事実ならば、一刻も早く対策を講じなければなりません。大人もそうですが、生体への影響が大きい子どもをまず救わなければならないのです。

　携帯電話事業者などさまざまな利害関係を乗り越えて、これは人類全体の問題としてニュートラルな立場からきちんとした試験研究をしておくべきだと考えます。原因が明確になれば対策も可能になります。

❸第3の病因──「潜在感染」
ⅰ 難病の原因は潜在感染かもしれない

　感染症といえば、発熱、疼痛、発赤といった症状を起すものという認識を医師のみならずほとんどの人が持っています。このような症状を呈さない潜在感染について、私が初めて知ったのは4半世紀も前のこと。O-リングテスト(ORT)の開発者である大村先生のセミナーにおいてでした。

　ヘルペスウイルスのサンプルを使ってORTをおこなうと、糖尿病の患者さんの膵臓に著明な感染を示す反応が見られ、他にもサイトメガロウイルスやマイコプラズマの感染も存在するというデモンストレーションがおこなわれました。数多くのスライドで慢性の難治性の痛み、動脈硬化、狭心症など、感染症と考えられてない疾患の原因がウイルスや細菌であるという情報に接して、これは世界中の医学の教科書を書き直さなければならないと思ったのでした。

大村先生のすばらしい点は、ウイルスや細菌の感染を ORT で見つけただけでなく、それを除去するにはどんな薬を使ったらよいかも ORT で探し出し、具体的な治療例を示してくれたことでした。この後に、手術後の感染症の患者さんに ORT を使って最も有効な抗生剤を選択して著効を上げることができたのです。

　ORT は人間それ自体が超精密な測定装置として作動するという新しい人間観や世界観を示しています。これは「ゼロ・サーチ」開発の大きなヒントになりました。

ii　明らかになりつつある潜在感染説

　潜在感染については、現在の西洋医学の臨床ではあまり指摘されていませんが、重要な病因となっていることは間違いありません。たとえば、糖尿病が発生して間もない時期ならば、膵臓に感染した細菌やウイルスを除去すると血糖が正常化する例がときどき見られますし、慢性関節リウマチの悪化原因の1つにマイコプラズマ感染があり、これを抗生剤や漢方薬で除去すると痛みが軽減することもあります。

　「患者に一定の抗生物質を投与すると、約4割が快方に向かうと米リウマチ学会などが指摘し原因菌探しが進んでいる」

　「患者の関節組織に含まれる遺伝子を解析し、マイコプラズマ・ファーメンタンスと呼ばれる細菌が発見された。この細菌が作るGGP23と呼ぶ特殊な炎症性の脂質が見つかり、この抗体を使って患者の関節を調べ、4割近くの症例で関節組織中に炎症性脂質があることが突きとめられた」

　といった新聞報道もあります(平成18年1月5日、日経産業新聞)。バイオレゾナンス医学ではすでに明らかになっている潜在感染ですが、近い将来、より明確な形で証明されていくでしょう。

iii 潜在感染発生の原因

このような潜在感染はどうして発症してくるのでしょうか。またどうして身体はそのような細菌やウイルスを除去できないのでしょうか。

臨床経過をよく観察していると、風邪を引きやすく、また風邪が長びく人は、このような潜在感染を持っているようです。また夏の間、冷たい物をたくさんとって内臓を冷やした人は、このような潜在感染が起こってくるようです。これについては『究極の免疫力』（西原克成著、講談社インターナショナル）に適切な解説があります。

冷たい物を飲むという誰でもおこなっていることが、いかに身体に負担を与えているかがよくわかるので参照してください。

潜在感染は多くの疾患に関与しています。遺伝子異常とか、細胞の突然変異とか、免疫異常とされていた数々の疾病も、潜在感染が悪化の一因になっていることも少なくないのです。

❹第４の病因──化学物質による汚染

これについては、西洋医学の医師の方々も論を異にしないでしょう。我が国は戦後高度成長の過程で、「公害」という大きな苦しみを経験しました。「四日市喘息」「水俣病（熊本）」「新潟水俣病」「イタイイタイ病（富山）」が四大公害とされていますが、これ以外にも、工場からの排水や排煙、自動車排出ガスなど、公害のリスクはかなり軽減されたとはいえ、まったくないわけではありません。

こうした公害については、顕在化しやすいし、政府の規制も厳しいので、多くの人々が認識しています。問題は、生活の身の回りの化学物質です。これも多くの警告書が出版されているので読むとよいと思いますが、とくに注意しなければならないのは、衣食住にまつわる化学物質です。日々の生活の中で自然に取り込んでしまうものだからです。

i　シックハウス——家そのものが病因になっているかもしれない

　人間の生命活動に直接かかわるものの中では、まず最初に「空気」があげられます。人間は5分も呼吸できないでいると死んでしまいます。24時間空気を吸って吐いて生きているのです。その空気に高濃度の化学物質があったとすれば……病気になってもおかしくはありません。

　実際に「シックハウス症候群」が問題になり、新築の家に住んだとたんに体調不良を訴える人がたくさん出てきたのです。原因は、建材に使われている化学物質でした。合板に使われている接着剤、ビニールクロスなど内装材に使われている化学物質、畳などに使われている防腐剤などなど、壁、床、天井すべてに化学物質だらけの家が建てられています。

ii　神様が宿る家

　シックハウスをもたらすのは新建材であったり、家の構造そのものであったりさまざまですが、シックハウスにならない家については、『神様が宿る家——医師が認めた健康住宅』（澤田升夫著、ザメディアジョン）に詳しく書かれています。本書をはじめ健康住宅については多くの書籍がありますから、ご一読することをおすすめします。

iii　水道水や食品添加物、衛生用品には必ず入っている化学物質

　空気の次に摂取するものが多いのは、「水」です。世界的に見て日本の水は安全とされていますが、水道水に必ず殺菌用の塩素が投入されており、それ自体も有害ですし、塩素が化学反応を起こしてより有害な物質になることも指摘されています。

　私は患者さんに、「どんな水を飲んでいますか？」と必ず聞くようにしています。飲食で毎日大量に摂取する水に化学物質が多量に

含まれているならば、それだけで病気の大きなリスクなのです。

　このほか、食品添加物、衛生用品は化学物質のオンパレードと言ってよいでしょう。疑問に思われる方がいれば、「コンビニで売られているパンはなぜ腐らないか」「スーパーで売られている漬物はなぜ変質しないか」を検証するとよいでしょう。コンビニのパンの食べかけを机の上に1週間置いたままにしておいても、なぜかカビが生えません。街のパン屋さんで買ったものは、翌日には青いカビが生えてきます。同様に、スーパーで売られている漬物のキムチは、1ヵ月たっても酸っぱくなりません。通常は乳酸菌の発酵がすすんで酸味（乳酸）が出てくるのですが、なぜか変質しないのです。

　防腐剤という食品添加物（化学物質）が入っているからです。衣食住の日常生活にまつわる化学物質で困るのは、それがどのくらい体内に蓄積されると生体に影響を及ぼすのか、あるいは疾病につながるのか ―― その実験の検証がほとんどないということです。また、人によって、年齢によって影響度が違い、同じ家族でもある人はシックハウス症候群になるけれど、ある人はならない。同じような食生活をしていても化学物質の影響を受けやすい人と受けにくい人もいます。

　化学物質の蓄積の問題もあります。体内の化学物質が少量であれば発症しなくてすむんだが、だんだん蓄積量が多くなり、ある程度の量に達すると、突然にさまざまな影響が出てくるということもあるのです。

❺第5の病因――内因、精神的ストレス
ⅰ 文明の発達によって不幸になる人間

　縄文時代の遺跡として最大規模の「三内丸山遺跡（青森市）」を見ると、縄文時代の人々はなんと人間性豊かな生活をしていたのだろうと思ってしまいます。

まず食料。遺跡からは栗の皮、魚介（サケ、クジラ、貝）などが大量に出土しています。もちろん動物の骨も。狩猟採集が基本の食料調達ですが、山の幸、海の幸に囲まれ、食料は豊富にありました。人は満足に食べられれば争うことがありません。また、食料（富）を蓄積できなければ奪い合うこともありません。大シカを狩猟すれば、仕留めたその人だけが食べるのではなく、ムラのみんなで分かち合います。余った時間は遊びや芸術などで楽しんだことでしょう。

これに対して、私が住む佐賀の吉野ヶ里遺跡（弥生時代）になると、稲作が始まり、モミは蓄積できますから、富の奪い合いが始まります。この遺跡には近隣の部族からの収奪にそなえる柵も設けられています。

こうして人類社会が進展してくると、富の奪い合いによって戦争が起きます。これは文明が発達した現代まで続いています。人は一生懸命働き、富を蓄え、ほかの人よりも（経済的に）いい生活をしようと必死です。営業成績が悪ければ上司に叱られ、いい製品ができないと頭を悩ます。上司は上司で社員のこと、資金繰りのこと、事業の将来のことなどで四六時中考えています。現代社会は「心身に休むヒマを与えてくれない」社会とも言えるのです。

ii 新型のうつ病

こうした社会では、精神的なストレスがたまってしまいます。それが自律神経などに影響して、身体のあちこちに不調をきたしてしまう。現代社会の病理で問題になっているのが「うつ」です。厚生労働省の医療機関での調査によると、平成8年では約43万人だったうつ病患者は、平成20年では約104万人と、12年間で2.4倍も増えています。これは医療機関での調査ですが、うつ病の人は受診率が低いことがわかっていますから、実際にはこの数倍はいるのではないかと言われています。

うつ病の原因は一様ではありませんが、内在していた心理的ダメージなどの内因や、職場の人間関係などの精神的なストレスそのものからくるものもあるし、「5つの病因」の他の4つの病因による体調不良からくるものもあります。
　また、うつと言えるかどうかという精神疾患「新型うつ」と呼ばれる心の病が流行っています。この病気の診断の難しい点は、職場ではうつ状態になって仕事を休んでいるのに、プライベートでは飲み会に出たり旅行に行ったりして元気に遊び回る患者もいて、「仮病ではないか」と不信感を持たれたりします。しかし、患者さん自身の苦しみというのは、患者さん自身にしかわからないものです。

ⅲ 気のエネルギーを整える

　この問題に医療者として私ができることは、気功や呼吸法などで気のエネルギーを整えていくということです。
　病気をかかえている患者さんは、自身の体調不良のほかに、家族のこと、仕事のこと、経済的なこと、そして将来のことなど、多かれ少なかれ精神的なダメージも同時にかかえているものです。
　私が医療に気功や呼吸法を活用しているのは、こうした患者さんの気のエネルギーを整えることによって、心身ともによくなっていく、病気も治っていくからです。
　そのひとつとして、私がすすめているのは、「あいうえお言霊修行」です。言葉と心、そして身体の状態や行動が密接につながっていることをご存知でしょうか。
　ネガティブな言葉を使うと脳にはアドレナリン、ノルアドレナリンなどの嫌悪、恐れ、不安、緊張を引き起こす神経伝達物質が増えます。こうなると体の血流が悪くなり、また気のエネルギーも低下して、治す力が十分に働かなくなってきます。
　一方、ポジティブな言葉を使っていると、オキシトシン、エンド

ルフィン、ドーパミン、セロトニンなどの脳の働きを高め、愛、至福、集中、平安の感情をもたらす神経伝達物質が増えます。そして、血流も改善し、気のエネルギーも高まって治癒力が増してきます。

❻自分でできる病気にならない5つの方法

前記のように5つの病因がわかれば、これはセルフメディケーションにも応用することができます。すなわち「病気にならない方法」です。

病気は発症の前に必ず原因が存在します。汚染、金属、化学物質、電磁波、潜在感染、そして考え方の歪みなど、実にさまざまな原因が潜んでいると言えるでしょう。では、どうすればよいのでしょうか。ここに5つあげてみます。

> i 汗をかくと天然デトックスになる──運動、入浴、サウナなど
> ii 毎食後に歯をみがき、細菌を減らし、ガルバニック電流を減らす
> iii 電磁波への対策
> iv 生食は寄生虫、細菌、ウイルスの感染のきっかけになる──低温スチーミングと50℃洗い。ホコリ、ダニを吸わないことも大切です。
> v 自分の頭の中でストレスをできるだけ発生しないようにする──答えが出ないことは考えない。ストレスがとれる「座禅舌気功」もよい。

サーチュイン遺伝子を増やす座禅舌気功

　長寿遺伝子として知られているサーチュイン遺伝子の働きに関心が集まっています。生体内でのサーチュイン遺伝子の働きを知ることは容易ではありませんが、ゼロ・サーチを使ったバイオレゾナンス法でサーチュイン遺伝子の増加または減少をリアルタイムで推定することができるようになりました。
　サーチュイン遺伝子を増加させるサプリメントや治療法もわかってきていますが、全くコストがかからない座禅舌気功がサーチュイン遺伝子を増やすと推定できましたので紹介します。

①口唇を軽く閉じる（モナリザの微笑みのように）
②図のように舌の先を上の前歯のつけ根あたりの口蓋への移行部（切歯乳頭）につけます。

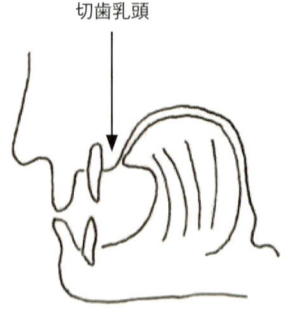

③口唇は閉じたままで、力を入れずに赤ちゃんが母乳を飲むときのように軽く吸う動きを口の中でします（外から

見ても口唇の動きがわからないように！）。
④このとき、舌が口蓋にピッタリくっついて圧刺激が加わります。
⑤リズミカルにこれを繰り返してください。
⑥あまり強く吸うと舌が腫れぼったくなりますので軽く吸ってください。
⑦O-リングテストができる人がいる場合、①の前に力を調べてもらっておき、⑤の後に再度指の力を調べてもらうと驚くほど指の力が強くなっています。
⑧ゼロ・サーチでサーチュイン遺伝子の増加を調べてみると、おもしろいことに、全員のへそでサーチュイン遺伝子が増加する共鳴反応を示します。その他にその方の身体のこわばりのある部位、疲れのある部位、気の流れの弱い部位のサーチュイン遺伝子が増加する共鳴反応を示します。

例）後頭部、眼、腰、肩、がんの部位など

　これは健康方向への細胞の働きにスイッチが入ったことを意味しているようです。

　座禅舌気功は、通常50回1セットおこなうと30分効果が続きます。上手になったら2セットおこなうと60分効果が続きます。さらにへそより宇宙のエネルギーが入ってくるとイメージして座禅舌気功ができるとより効果的です。本を読んで疲れたとき、勉強していて疲れたときにおこなうと効果絶大です。

　この座禅舌気功は、座禅のときにおこなう舌の使い方をもとに工夫したものです。

3.「ゼロ・サーチ」とは何か

❶バイオレゾナンス医学の実践に必要な装置

バイオレゾナンス医学には「5つの病因論」と、それを実践で調べるための装置「ゼロ・サーチ」があります。

ゼロ・サーチはなかなか使えない人と、反対にすぐに使えるようになる人がいます。使えない人は、頸肩に緊張を抱えている人が多いものです。その緊張は、歯科金属、電磁波ストレス、そして精神的ストレスからきます。バイオレゾナンス医学を学び実践したい医療者は、自分の健康度を上げる必要があります。また、ゼロ・サーチを使うための訓練装置がやっとできました。これを使うと、ゼロ・サーチでスキャニングする感覚がすぐにつかめます。

❷特許を取得したゼロ・サーチ

ゼロ・サーチはエネルギー検知装置として、特許を取得しました（特許 第513222号）。20年ほど前から研究を始め、16年ほど前に完成し、それから臨床を開始しました。8年前に出願し、2014年末に認可されました。

これまでの研究とその成果としての特許認可、さらに今後これを使ってどう医療を展開していくか——キーワードは「バイオレゾナンス」と「エナジーフロー」です。

以下は特許の文書の要約です。

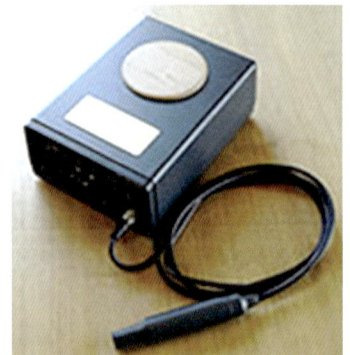

ゼロ・サーチ

§1 バイオレゾナンス医学の世界——病気は治るようにできている！

【課題】
　被験者の身体に接触することなく、被験者の病に関する情報を迅速かつ正確に把握することのできるエネルギー検知装置を提供する。
【解決手段】
　エネルギー検知装置10は、生体が発する微弱な電磁気的エネルギーを検知するプローブと、プローブ5とケーブル5eを介して電気的に持続された本体部8とを備えている（図1）。プローブ5は、クロス積層状態に配列された複数のブリッジダイオードと、積層ダイオードの端子からそれぞれ開設された接続コードとを有している（図2）。本体部8は、格子状のグリッドフェライトの複数個所に付設された複数の導電部材と、それぞれの導電部に憤状にクロス精層状態にして配置された複数のブリッジダイオードの端子同士を接続して、コンデンサと組み合わせた回路などを有している（図3）。
　これは図4のようにしてエネルギーの流れ（エナジーフロー）

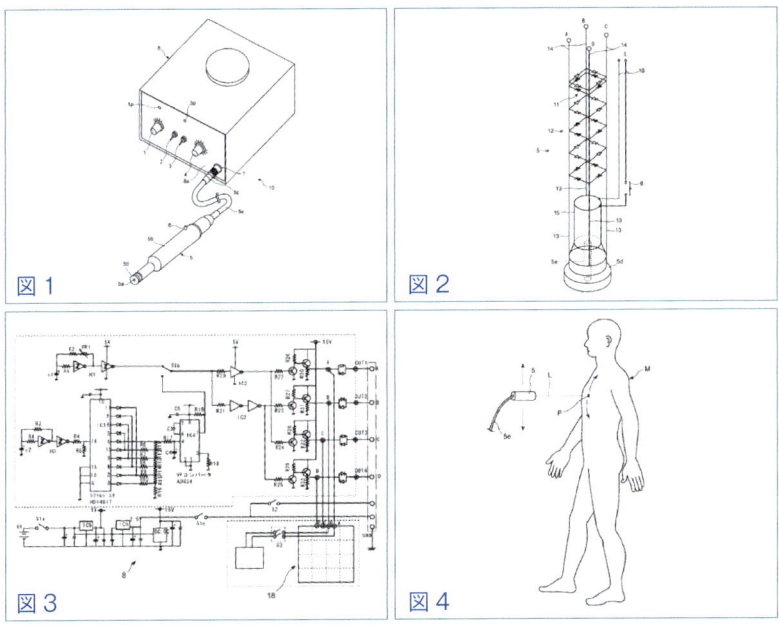

図1　図2　図3　図4

を見ることができます。川の流れのように、エネルギーの流れもスムーズになっていれば問題はありません。問題があれば、エネルギーの流れが歪んできます。

❖4．ゼロ・サーチのメカニズム

❶本当に生体のエネルギーが観測できるのか

　ゼロ・サーチで生体のエネルギーが観測できるのか、まだ半信半疑な方もいらっしゃるかもしれません。この装置のメカニズムは公開されているので、調べることは可能です。

　たとえば、ラジオはなぜ音が出るのか？　テレビはなぜ映るのか？　携帯電話はなぜ話せるのか？　ご存じでしょうか。日常的に使っているこれらの機器のメカニズムについて、私たちは知らなくても使うことができています。

❷ゼロ・サーチで生体のエネルギーが観測できる原理とは

　第一に、同じ波動は共鳴して引き合います。それらが重なると、その波動は大きくなります。これはラジオ、テレビ、携帯電話が電波を受信する原理でもあります。

　次に、この波動をキャッチする能力は人間にも潜在的に備わっています。その能力を拡大する回路がゼロ・サーチに内蔵されているのです。いわば、自然の法則を技術にした発明でもあります。

　では、人間はなぜ波動キャッチ能力を持っているのでしょうか。じつは、これはわかっていません。そして将来的にこのメカニズムがわかることがあっても、根源的な理由まではわからないでしょう。これは「なぜ指が5本あるのか？」という疑問と同じで、神様が備

え付けてくれた、としか説明のしようがないでしょう。

❸ゼロ・サーチは人間の波動検知能力を何倍まで拡大できるのか

アメリカのO-リングテストで、人間が物質の波動を検知していることがわかっています。下の図のように、比較してみましょう。

抗がん剤をテストサンプルにして、被験者に持ってもらいます。すると、どんなに力の強い人でも力が入らなくなります。

抗がん剤の希釈倍数を10倍、100倍、1000倍と薄めていくにしたがって、力の弱化は抑えられていき、1万倍になると、ほとんどの人の力は低下しなくなります。

しかしゼロ・サーチの場合、100万倍まではネガティブ反応が見られます。これにより、ゼロ・サーチは人の波動検知能力を少なくとも100万倍拡大することができると言えます。100万倍の差があるというのは、人間と犬の嗅覚の差と同じくらいです。

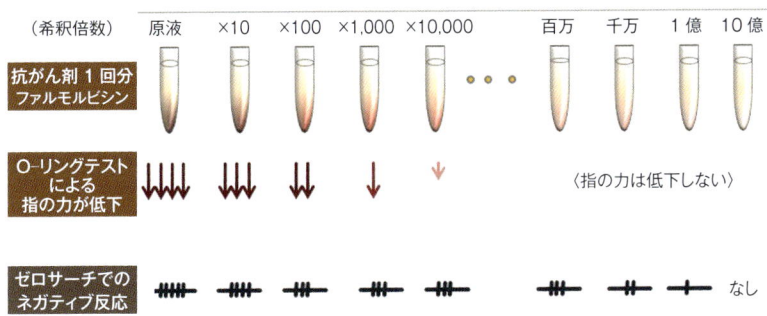

ゼロ・サーチは人の波動検知能力を少なくとも百万倍拡大する

波動検知能力

❖5．生体のエネルギーをゼロ・サーチで観測する

❶患者にまったく侵襲を与えない

　レーザーポインターと同じレベルのレーザーで体表面をスキャニングするだけなので、生体にはまったく有害作用は生じません。

❷リアルタイムで情報を得られる

　調べたい物質のサンプルまたはレヨメーターで調べたい物質の情報を持つ微弱電磁界を患者に与え、そのときのバイオレゾナンス（生体共鳴）をゼロ・サーチでスキャニングしているので、リアルタイムの情報が得られます。

　これでどんな物質がその部位にあるかを推定することができるのです。生体のエナジーフローを見ることができるので、そこから歪みを検知し、治療法を組み立てていくわけです。

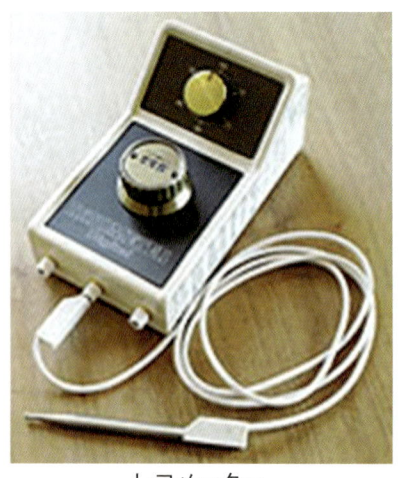

レヨメーター

　生体を含め、すべての物質は電気を発しています。しかし現在の医学ではそれをほとんど考慮していないので、微細な人体の電気的性質については受け容れにくいのです。

❸ノーコスト

　ゼロ・サーチで測定することは、聴診器で診察するようなもので

す。ですからノーコストです。
　これはバイオレゾナンス医学会の決まりでもあります。これに違反した場合は、ゼロ・サーチを学会に返却してもらう約束になっています。
　また、血液検査や画像診断とは異なり、測定者の感受性を使って推定しているため、臨床での活用には幅広い知識と感受性を高める訓練が必要です。たとえば、測定者の口腔内に金属が入っていた場合、そこから強い電流が出ている可能性があります。すると交感神経が緊張状態になり、ゼロ・サーチを使っての診断が難しくなることがあります。ですから測定者自身が健康度を上げることが求められるのです。

❹有害物質の推定

　ゼロ・サーチは５つの病因を推定するのに非常に役に立ちます。

> i　水銀、アルミ、パラジウム、鉛、砒素などの金属の沈着を推定
> ii　細菌、ウイルス、寄生虫などの病原体の存在を推定
> iii　農薬、化学物質の沈着を推定

❺電磁波によるストレスを推定

　ドイツ振動医学での研究で、エレクトロスモッグを示す波動コード、地面からのジオパシックストレスを示す波動コードが判明しています。
　これを使ってゼロ・サーチで調べると電磁波ストレスが推定できます。バイオレゾナンス医学会で用いている方法でこれらを除去すると、病態が改善してきます。

パソコンや携帯電話、ハイブリットカー、電気毛布、電気カーペット、IH調理器などによく接触する人は、電磁波ストレスを受けている可能性は高くなります。
　これらの電磁波は、紫斑の電磁波測定器で電磁界の強さを調べることが可能ですので、自分で測定して納得することができます。

❻精神的ストレスを推定できるというのは本当か

　脳は神経伝達物質で作動する化学コンピューターなので、神経伝達物質の状態を推定すると、脳の活動状態を推定できます。
　下記の神経伝達物質のサンプルまたはコードで、頭部の共鳴を調べることで、意識のモードを推定できます。

- ドーパミン（集中）
- アドレナリン（緊張）
- ノルアドレナリン（不快感）
- セロトニン（平安）
- エンドルフィン（至福）
- GABA（緊張の抑制）
- オキシトシン（至福、平安、快感）

　たとえばアドレナリンやノルアドレナリンが共鳴を多く起こしている場合は、会話による情報の伝達がスムーズにいかない傾向が出てきます。その場合は、身体のどこかに痛みがあったり、非常に疲れていたりすることが多いようです。

❼有効な薬やサプリメントを服用前に推定

　抗生剤はぴったりと適合しないと、ほとんど効きません。効かない抗生剤を使うと副作用が起こりやすくなります。
　病原菌を推定し、バイオレゾナンスでその共鳴を打ち消す抗生剤（エナジーフローをスムーズにする）がよく効く抗生剤と推定でき

ます。

抗生剤の投与前波動スクリーニングが可能となりました。もっとも適合する抗生剤を波動スクリーリングによって選択し、投薬すると驚くほど高い効果が出ます。

❽副作用を生じさせる薬やサプリメントを推定

副作用が生じている部位には、免疫反応によりIL-4、TNF-αが生じています。とくにTNF-αは細胞に障害を与えます。薬物やサプリメントがIL-4やTNF-αの共鳴反応を生じさせたり増加させる場合、副作用を生じさせると推定されるので使用できません。

Y.H.C.矢山クリニックでは、CTを過去約1000例おこなっていますが、造影剤がIL-4やTNF-αの共鳴を生じさせないように事前にチェックをおこなっており、造影剤の副作用は一例もありません。

サプリメントには、金属汚染や化学物質の汚染が存在しているケースがあります。これを長期的に服用することで健康障害を生じている例が多く見られます。そのため、サプリメントがIL-4やTNF-αを生じないか、事前のチェックが必要です。

インターフェロンによる治療をしていると、ほとんどの漢方薬を手に持たせただけで肺にTNF-αの共鳴が生じます。これは漢方薬が間質性肺炎を引き起こす危険性を示しています。

❾治療に有効な経絡、ツボを選択でき、ゼロ・サーチでも治療できる

ゼロ・サーチには治療モードもあります。また、治療すべき部位をピンポイントで選択でき、そこに鍼、円皮針、快気バンなどを使って治療をおこなうと、著効を得られます。

❿サイトカインや免疫反応の状態を推定

　免疫は歪んで上がると自己免疫疾患になり、歪んで下がるとがんになってしまいます。そこで、免疫の状態を把握することと、それを正常にすることが必要になります。そのためには、免疫細胞（身体を守る兵隊）に司令を出す物質であるサイトカインの状態（サイトカインネットワーク）を把握しなければなりません。それがわかれば、どう対処すればようかがわかるわけですが、現在の臨床医学ではリアルタイムで知る方法がありません。

　しかしゼロ・サーチにより、それを推定できるようになったのです。これは免疫学の革命とも言えます。

　おもなサイトカインには次のようなものがあります。

- TNF-α：細胞の障害を生じる
- IL-4：アレルギー反応が生じる
- IFN-y：ウイルス感染が生じていることを示す
- IL-12：細胞性免疫（抗腫瘍活性）が働いている

　がんの免疫療法がよく効く場合、IL-12がよく出ており、IL-4はあまり出ていません。あまり効かない場合はその逆になります。IL-4が出ている場合、IL-12が抑制されます。そのため抗腫瘍活性が働かないのです。免疫療法は、がんの中の感染を排除してからおこなうことが必要です。

　右図はサイトカインネットワークの例です。マスト細胞がヒスタミンを出すことでアレルギーを引き起こします。それが樹状細胞やマクロファージなどが関与して、次々に司令が伝達されて、まるでオーケストラのように動いているわけです。

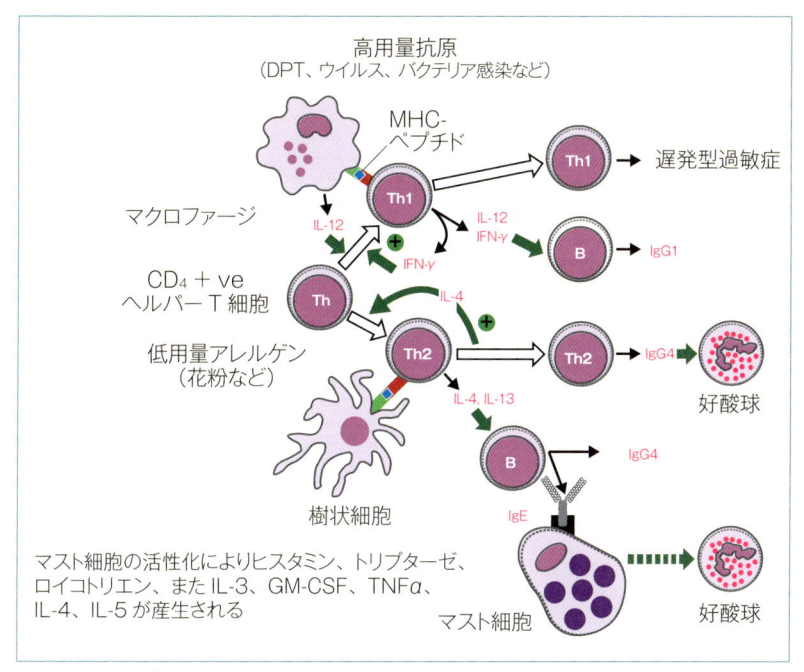

サイトカインネットワーク
出所:『免疫学イラストレイテッド』(デーヴィド・メール、ジョナサン・ブロストフ著、高津聖志ほか監訳、南江堂、2009)

§2

バイオレゾナンスでみる病気の世界
～身体の中はこんな風に見える～

森の診療所院長
森　正道

東京都出身。平成4年広島大学医学部医学科卒業。卒業後より総合医を目指し、研修病院にて内科各科・外科・病理科・臨床検査科などをローテート研修。糖尿病の病棟医長を勤めた際、マクロビオティックに出会う。食養を学びながら、病気の根底にはエネルギーの滞りやゆがみがあることに気づく。2003年にバイオレゾナンス医学に出会い、日常診療にゼロ・サーチとレヨメーターを使い始める。
患者さんが本来のバランスを取り戻すために必要な知識・技術を身につけるために日夜研鑽中。
バイオレゾナンス医学会認定ブラックベルト初段。

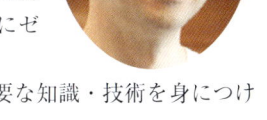

❖ 1. バイオレゾナンス医学の「共鳴」現象による診療

❶ バイオレゾナンスとは
　「バイオ（= bio）」とは、生物や生命を意味し、一方「レゾナンス（= resonance）」とは、反響、共鳴、共振という意味を持ちます。このふたつの言葉を合わせた言葉で、バイオレゾナンス医学は「生体」に「共鳴」を起こさせる医学と言えます。

❷「共鳴」とは
　では「共鳴」とは何でしょうか。
　音叉をご存じでしょうか。理科の実験で、共鳴現象を起こすのによく使います。U字形の鋼棒の先端を叩くと音が鳴ります。このとき、近くにもうひとつ同じ固有振動数を持つ音叉を並べて置いておくと、こちらは叩いていないのに、叩いた方の音叉と同じ音を発するのです。これが共鳴という現象です。あくまで同じ固有振動数を持つ音叉でなければ共鳴は起こりません。

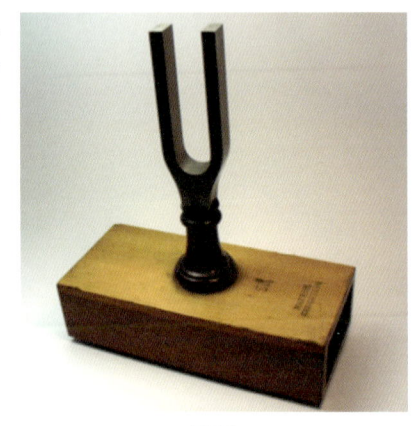

音叉

❖ 2.「共鳴」で診療する方法

❶人体に共鳴を起こす「レヨメーター」

　私たちバイオレゾナンス医学を診療に取り入れている医師は「レヨメーター」という波動送波機を活用しています。

　これは人体に共鳴現象を起こす装置で、この共鳴現象をとらえることで診断に活用しているのです。

　それではレヨメーターを使って、どのように診断をおこなうのでしょうか。

　すべての物質には固有の周波数があります。たとえば、インフルエンザ、溶連菌、カンジダなどの微生物もそうですし、水銀や鉛など無機質な重金属も同様です。

　写真のように、レヨメーターの金属棒を被験者に握っていただきます。

　次にレヨメーターをこれらの物質の周波数に合わせます。すると、人体内に同じ周波数を持つ物質が存在した場合、その部位に共鳴現

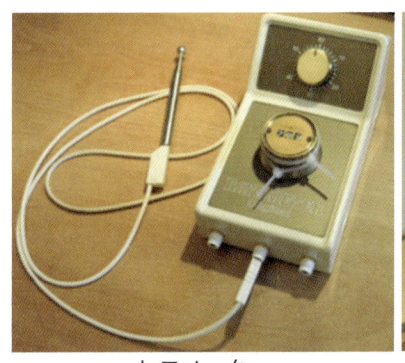

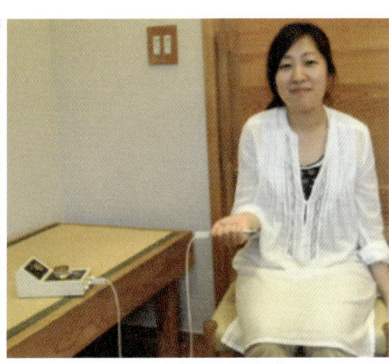

レヨメーター　　　　　　　共鳴を起こさせる

象が起こります。この共鳴を感知することで人体内にある物質（あるいは物質の状態）を推定できるのではないか、というのがバイオレゾナンス医学の出発点です。

❷共鳴が起こるとどうなるのか

　人間の体を川の流れにたとえるとわかりやすいでしょう。
　イラストのようにスムーズに流れる小川をイメージしてください。ここで、流れの中に突然岩がぽっこりと姿を現すとどうでしょう。その前後は流れが乱れ、時には滞ってしまうこともあります。
　さらにここで、共鳴を感じやすくする装置を併用します。矢山利彦医師が開発した「ゼロ・サーチ」で、共鳴を感じる能力を拡大してくれる装置です。
　人間の体をゼロ・サーチでみた場合も、この川の流れと同じです。頭から足のほうまで流れをたどってみた場合、健康でとくに異常のない人は、穏やかな川の流れのように、真っすぐなラインのように

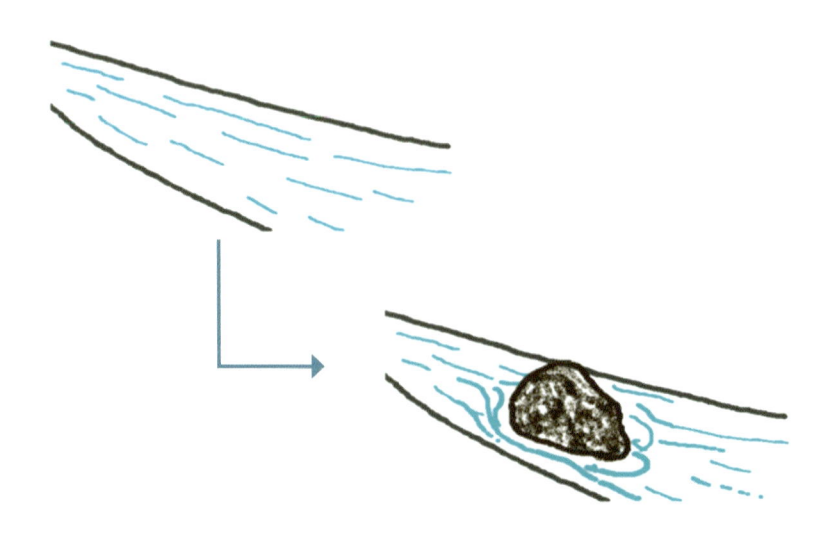

感じます。

ところが、異常があるところ（共鳴を起こしたところ）では、そこだけ流れが歪んでいるように感じるのです。

たとえば、のどの痛みを訴える患者さんの場合。のどに炎症を起こしていることを想定し、レヨメーターを生体が炎症を起こしたときに発生するノルアドレナリン（Nad）の周波数に合わせ、患者さんに接触します。ゼロ・サーチで体表面をトレースすると、のどのあたりで何かにぶつかったような感覚を得ることができます。それによって、「この人はのどに炎症を起こしている」と推測するのです。

症例1　物忘れ（67歳・女性）

「物忘れ」は、診療が難しい病態のひとつです。ここで紹介する女性は、バイオレゾナンス医学の力ですばらしい改善効果がありました。

①経過

もともと健康で、とくに大きな病気やケガをしたことはなく、お孫さんの付き添いをかねて、不定期に通院していました。

2010年10月ごろから、受診のたびに「物忘れがひどくなってきた」と訴え始めました。当初はこちらもあまり気にしていませんでしたが、

- **症状1**：ガスの火をつけたまま忘れてしまい、鍋を焦がしてしまうことが増えた。
- **症状2**：外出の際、鍵をかけ忘れてしまうことが増えた。

など、生活にも支障をきたし始めたために、病因の推測をする

ことにしました。

⑪バイオレゾナンス診療の結果

　右側頭葉に「糞線虫の共鳴」と「化学物質汚染の共鳴」を認めました。

　糞線虫とは、皮膚から人体に侵入し、腸に寄生して慢性下痢などを発症させる寄生虫です。この共鳴結果から、寄生虫感染と化学物質汚染が脳機能を低下させているのではないかと推測し、虫下しと化学物質除去をおこないました。

　2012年6月までに計5回の診療をおこなった結果、糞線虫、化学物質汚染ともに共鳴がみられなくなりました。

　ご本人も「物忘れがなくなった」とおっしゃいました。

❖3. レヨメーターとゼロ・サーチで有効な薬も推測できる

❶薬の選定にバイオレゾナンス法を利用する

　では、治療薬はどのように決めるのでしょうか。

　のどの炎症について例示しましたが、バイオレゾナンス法によってどのように病因を推測し、治療薬を決定するかを、インフルエンザを例にとって説明しましょう。

　通常は、インフルエンザ感染の疑いのある発熱患者さんへは、のどや鼻に綿棒を入れ、分泌液中にインフルエンザウイルスが出ていないか確認します。

　バイオレゾナンス医学の場合、これとは違うアプローチをします。

　レヨメーターの周波数をB型インフルエンザのコードに設定し

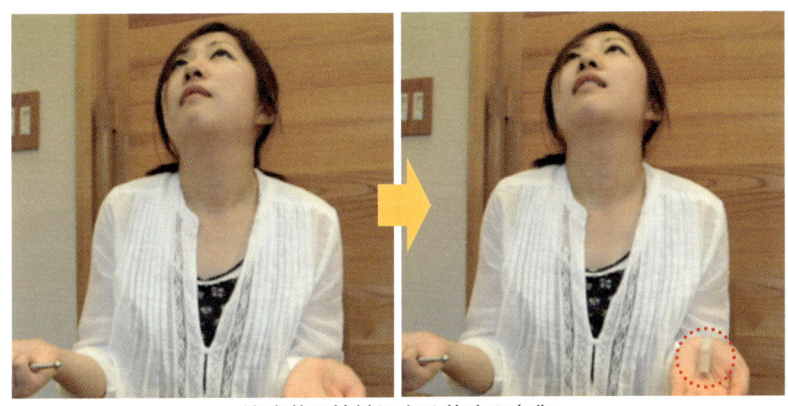

治療薬の接触による共鳴の変化

　て、患者さんに接触します。もし、のどのあたりで共鳴がみられれば、B型インフルエンザに罹患している可能性が高いと推測します。そして、インフルエンザによく使われる麻黄湯が有効かどうかを推測するには、患者さんの手に麻黄湯のサンプルを握ってもらい、インフルエンザの共鳴がのどから消えるかどうかを確認するのです。共鳴が消えれば「有効」と判断します。

　これだけで、B型インフルエンザに罹っているかどうかという診断に加え、有効な治療薬が何かを推定できるわけです。

　ここまでわずか数秒です。患者さんに痛みをがまんしてもらいながら綿棒を使って検査をする必要はありません。どちらが患者さんにとって負担の少ない医療であるか歴然でしょう。

❷テストサンプルは常に保管

　このように、レヨメーターとゼロ・サーチを使って有効な治療薬を推定する場合は、あらかじめ、薬のテストサンプルを用意しておく必要があります。

　私たちは診断・治療に使う試薬サンプルをガラス瓶に入れて保管しています。写真をご覧いただくと、ずいぶんたくさんあると思わ

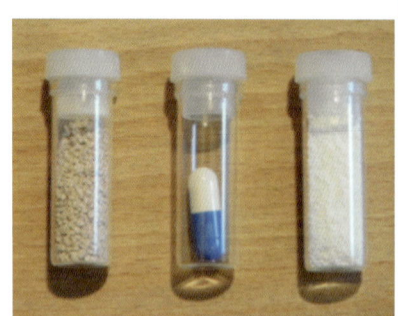

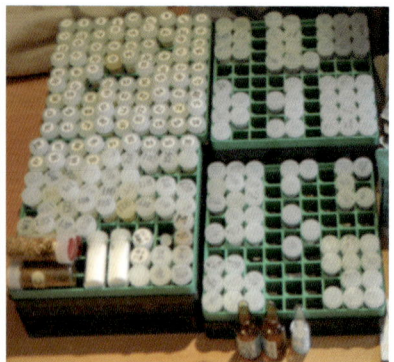

テストサンプル

れるかもしれませんが、コンパクトに収納できて小型のスーツケースにすべて収まります。つまり、スーツケースひとつで全国どこへでも診察に行けるわけです。大掛かりな検査機器は必要ありません。

❖ 4. バイオレゾナンス医学の優れた点

　バイオレゾナンス法が診断・治療に有効であることはご理解いただけたと思います。ではどのような点で優れているのか、整理してみましょう。

> ⅰ 西洋医学ではわかりにくい、わずかな感染や汚染が推定できる
> ⅱ どの薬がどの程度有効か推定できる
> ⅲ 根本原因を除去して、体の治癒力を最大限引き出すことができる

46

❖ 5. バイオレゾナンスの力で難病に立ち向かう
　　～「SLE」の症例より～

　SLEとは、原因不明の多臓器障害を引き起こす慢性の全身炎症性疾患です。発熱、全身倦怠感などの炎症を思わせる症状と、関節、皮膚、腎臓、肺、中枢神経など全身の臓器や器官にさまざまな症状が一度に、あるいは経過とともに起こってくる、難病のひとつとも言われている病気です。1万人に1人くらいが発病するとされ、20～30代の女性に多いようです。

> **症例2** SLE（全身性エリテマトーデス・Systemic Lupus Erythematosus／39歳・女性）
>
> ⅰ現病歴
> - 31歳のときにSLEを発症、シクロスポリン（免疫抑制剤）の内服を始めた。
> - 2010年より腎障害が進行し、全身浮腫が出現。ループス腎炎を発症し、腎臓から水や老廃物が抜けなくなり、特に下肢の浮腫がひどくなった。
>
> ⅱ来院時所見（ゼロ・サーチとレヨメーターによる病因推測）
> - 胸腺に IL-2（アレルギーを起こすと生体に現れる物質）の共鳴が顕著。ほぼ全身に化学物質汚染と金属汚染を推定。
> - 前頭洞、右上顎洞、気管支全体、右腎臓にノルアドレナリン

の共鳴を認め、それぞれ寄生虫、細菌、真菌の混合感染を推定。
- 腎臓にはパラジウム、鉛、水銀の共鳴が顕著。

ⅲ 初回処方
- ピランテル、クラリスロマイシン、グルタチオンを処方、寄生虫の駆除と、化学物質のデトックスをおこなった。

ⅳ 2回目来院時所見
- 150 mmHg あった収縮期血圧が 130 mmHg に低下。
- 胸腺の IL-2 は共鳴しているものの初診時より減少。
- 前頭洞、右上顎洞、気管支の Nad が消失。
- 右腎臓には Nad の共鳴が残存、真菌の感染を推定。

ⅴ 2回目処方
- 炙甘草湯、川芎茶調散エキス顆粒を組み合わせて真菌を駆除、グルタチオンにて引き続き化学物質のデトックスをおこなった。

ⅵ 3回目来院時所見
- 体重がわずかに減ったこと以外には大きな変化はなし。
- 右腎臓にあった真菌の共鳴が消失。
- 感染がコントロールできたと判断、金属のデトックスへ移行

ⅶ 3回目処方
- グルタチオン、アンチメタル湯で治療。
- ※アンチメタル湯……矢山医師考案の煎じ薬。体内に蓄積した金属を体外に排出する薬理効果を持つ。

Ⅷ 4回目来院時所見
- 体重が 7 kg 減少、下肢浮腫軽減。
- 血圧 120/80 mmHgで安定。
- 尿たんぱく 8 g/day が 4.5 g/dayに減少。

Ⅸ その後の治療
- 引き続き煎じ薬とグルタチオンでデトックス。
- 歯科治療を開始し、口腔内金属を除去。

Ⅹ 5回目来院時所見
- 尿たんぱくは 1.4 g/dayにまで減少。
- 降圧剤、利尿剤はすべて中止。

　この患者さんは「まさか治るとは思わなかった」とおっしゃいました。
　SLE は前述のように、原因不明の難病といわれており、内科学の教科書には、(1)環境要因、(2)遺伝的素因、(3)免疫学的要因が複雑に関与していることが推測されている病気、と記されています。
　これをバイオレゾナンスの手法を用いて病因の推測をおこなうと、

(1)環境要因として
- 歯科金属から溶け出す重金属や飲料水から入る鉛の体内蓄積
- 各種農薬、食品添加物、環境化学物質の摂取
- 肉体的・精神的ストレスなど

(2)遺伝的素因として

- 各種の汚染物質を体外へ排出する能力の潜在的低下
- 感染防御免疫の低下など

が推測され、

(3) 免疫学的要因として

　寄生虫、細菌、ウイルス、真菌など弱毒微生物の持続感染と、金属・化学物質の持続汚染により、体内に過剰な自己抗体が産生されるのではないか、

と考えられます。

　これらの原因を取り除くことで、難病と言われている病気も完治する可能性があると考えられました。

　どんな病気も「治らない」のではありません。「治し方がわからない」だけなのです。

　多くの患者さんは初診時に医師から「治りません」「年のせいです」「薬を飲み続けて病気と上手に付き合っていきましょう」などという言葉をかけられ、治る可能性を放棄してしまいます。

　バイオレゾナンス医学では、まずその思い込みを取り除くことから始めています。どんな病気でもあきらめず、バイオレゾナンス医学を診療に取り入れている医師のところを訪ねてみてほしいと思います。

　それまであきらめていた「治る」を実感し、実体験することができるのです。

§3

私のバイオレゾナンス診療

陣内耳鼻咽喉科クリニック院長
陣内　賢

1991年、滋賀医科大学卒業。大学病院で耳鼻咽喉科研修の後、シドニー大学留学、総合病院統括科長を経て、2001年に陣内耳鼻咽喉科クリニックを開業。バイオレゾナンス医学を診療の軸とし、現在はとくに味覚障害と嗅覚障害の臨床研究を手がけている。日本耳鼻咽喉科学会専門医、日本抗加齢医学会専門医、山梨中国医学研究会幹事。

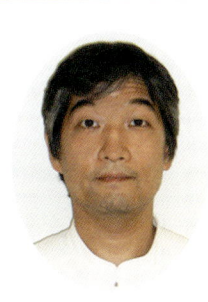

❖ 1. ターニングポイント

❶漢方薬を学んで意識が変わる

　2000年ごろ、私はある総合病院の耳鼻咽喉科長を務めていました。手術も年間200件以上をこなしていました。当時の私は、耳鼻咽喉科のたいていのことはわかっているつもりでした。

　しかし2001年、漢方薬に興味を持ち、入門講座に参加して、それまで西洋医学一辺倒だった考え方に変化が生まれました。それまでは「これは治りません」と伝えてしまうようなケースでも、漢方薬を処方すると治ってしまうことがあるということを知りました。

　以後、別の医学をもっと勉強していくと、さらに病気が治る患者さんが増えるのではないかと考えるようになりました。

❖ 2. 耳鼻咽喉科医のバイオレゾナンス診療の実際

❶インフルエンザの考案
　──2010年のインフルエンザ受診動向

　2010年は新型インフルエンザが大流行しました。季節はずれのインフルエンザに院内も少々混乱しましたが、バイオレゾナンス医学を用いることで、軸のぶれない診察をおこなうことができました。

　インフルエンザに罹ったと思って病院に行ったけれど、検査をしたら陰性、「インフルエンザではありません」と言われたことのあ

る方は少なくないでしょう。

インフルエンザウイルスが身体についても、すぐに検査がインフルエンザ陽性になるわけではありません。免疫が正常に働いていれば、陰性のままのこともあります。

しかし、検査が陰性の患者さんにゼロ・サーチを使って検索してみると、インフルエンザウイルスを推定するような波動が出ていることがあるのです。そういう患者さんが抗インフルエンザ薬でみるみる症状が改善していく、ということを頻繁に経験します。

❷インフルエンザウイルスの影響を受けたと推定した人数

2010年の院内調査ですが、下表のようにインフルエンザ検査は陰性でも、インフルエンザウイルスの波動が出ている人は相当数いました。

では、そういう患者さんにどんな薬を処方すればよいのか、調べてみました。

通常、患者さんは治れば来院しなくなります。ですから薬の効果

インフルエンザウイルスの影響を受けたと推定した人数（週毎）

	Aソ連型	A香港型	Aブタ型	B型	不　明	合　計
2010/10/5	1	2	1	0	0	4
2010/10/12	1	7	0	1	0	9
2010/10/19	3	1	0	0	3	7
2010/10/26	0	2	1	0	4	7
2010/11/2	2	4	0	0	1	7
2010/11/16	1	8	0	0	0	9
2010/11/23	1	1	1	1	1	5
2010/11/30	0	1	6	4	0	11
2010/12/7	0	5	2	1	0	8
合　計	9	31	11	7	9	67

※2010年院内調査

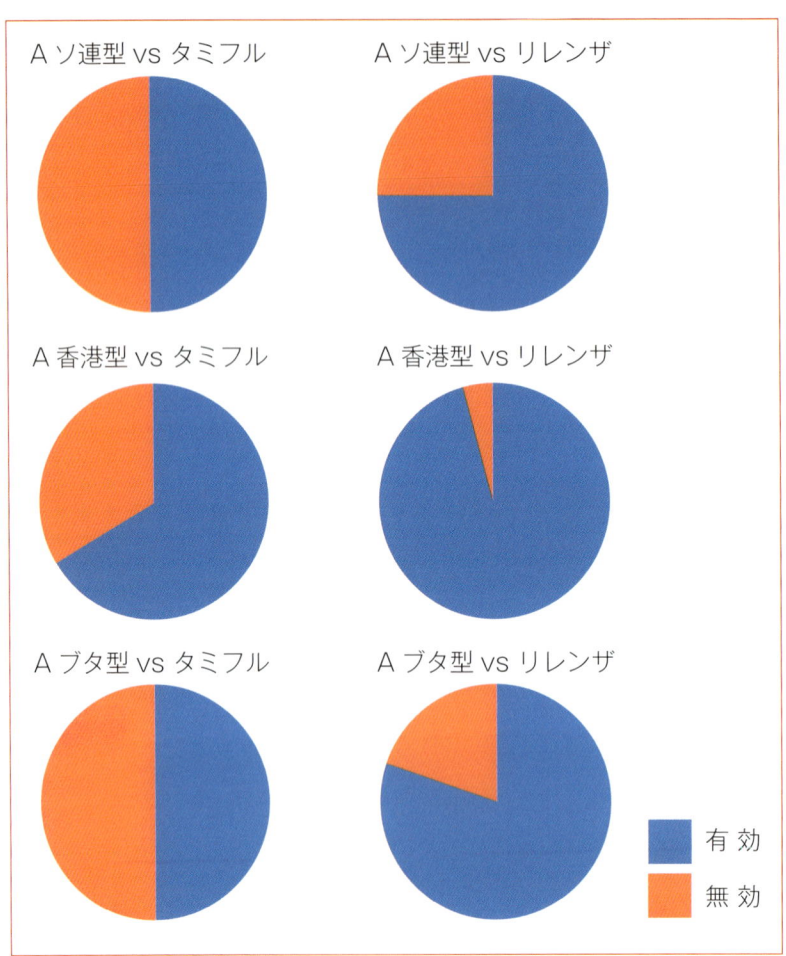

Aソ連型 vs タミフル　　Aソ連型 vs リレンザ

A香港型 vs タミフル　　A香港型 vs リレンザ

Aブタ型 vs タミフル　　Aブタ型 vs リレンザ

■ 有効
■ 無効

抗インフルエンザ薬の感受性の推定
※2010年院内調査

の実際を調査することはなかなかできません。しかし、ゼロ・サーチを使うと、薬の効果を事前に推定することができるのです。

❖ 3. バイオレゾナンス医学で学んだこと

❶ 5つの病因論

　バイオレゾナンス医学で学んだことの中で、一番よかったと思えることは、5つの病因論について知ることができたことです。たしかに、ほとんどの病気がこの病因論から外れることはまずありません。

> **症例1**　舌痛症（女性）
>
> 　舌が痛くなる病気です。ゼロ・サーチで診断すると、食品添加物などの薬剤系のものが原因して舌の痛みが出ていることが推測できました。
> 　薬剤を吸着する解毒剤を処方することで痛みはすぐに消えました。

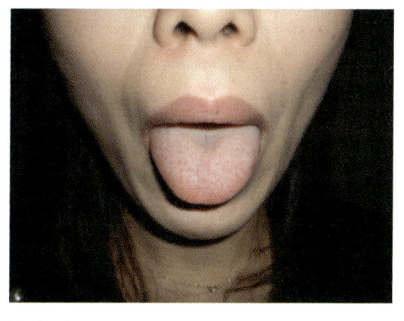

❷ 呼吸メジャー法

　人間は一定の呼吸をしているとき、無農薬玄米や汚染のない水など、体に好ましいものに触れると呼吸が楽に、そして深くなります。逆に殺虫剤や汚染水など、身体に好ましくないものに触れると呼吸が浅くなります。その理論を応用したものが、矢山利彦医師に教えていただいた呼吸メジャー法です。

症例2 くたくたサラリーマンの咽頭痛（42歳、男性）

　体格は中肉中背、やや筋肉質の方です。1ヵ月前からのどの痛みが続いているということで来院されました。

　仕事は管理職で精力的に仕事をこなしており、睡眠時間は十分にとれないが、病院にもほとんどかからず、いつも元気で活発に動いている、という方です。

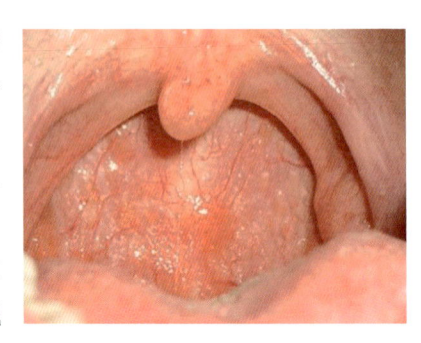

　ところが今回はどうしても喉の痛みが取れず、どこの病院に行っても医師からは「なんでもない」と言われてしまう状況でした。

　この患者さんはサイトメガロウイルスの感染が原因で咽頭痛が続いていることがわかりました。くたくたに疲れると感染する傾向のあるウイルスで、嗅覚障害にもかかわることの多いウイルスです。

　のどの感染症の原因は単一ではありません。とくにこの患者さんにように過労があると免疫が低下し、ウイルスやマイコプラズマ、真菌、寄生虫などに容易に感染してしまいます。

　鎮痛剤で痛みを取り除いてあげることも大切ですが、鎮痛剤により体温が下がると免疫がかえって低下してしまうこともありえます。疲れが原因で免疫が低下しているということをアドバイスしてあげることが、このような患者さんでは重要です。

　このように忙しい人の場合には、もしも生活を改善するアドバイスをしてあげないと、痛みが取れることでさらに生活を忙

§3　私のバイオレゾナンス診療

しくしてしまい、症状がますます悪化してしまいます。

症例3　ヘルパンギーナ

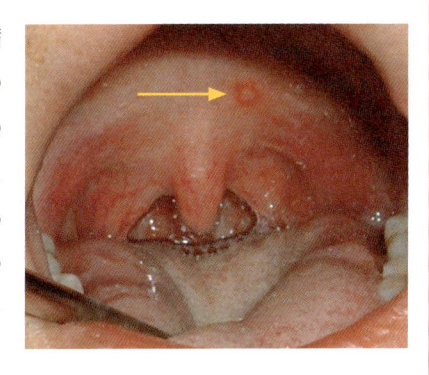

　ヘルパンギーナという病気は、夏風邪の一種で、のどの奥に小水疱ができるのが特徴です。このウイルスは夏にしか現れないと言われていますが、それ以外の季節にも現れます。ゼロ・サーチを使うと、そのようなウイルスの活動の様子が伝わってきます。

症例4　ウイルス感染

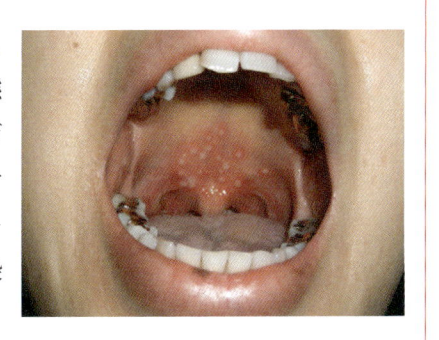

　この患者さんののどは、見たこともないような状態になっていました。これもゼロ・サーチで調べると、サイトメガロやコクサッキーなどのウイルスの混合感染であることがわかりました。
　この方には効果をゼロ・サーチで推定したうえで、漢方薬を処方して治療しました。

57

> **症例5** 耳の痛み
>
> 　耳が痛いと訴える患者さんが来た場合、たいていの耳鼻科医は、外耳道が少しでも赤いと「外耳炎ですね」と説明し、もしも耳の中の赤みがなければ喉の赤みをみて「のどから飛んだ痛みです」という診察をしてしまいがちです。
>
> 　しかし、この場合もゼロ・サーチを使えば真実がわかってきます。この患者さんは疲れから耳の奥で真菌の活動が活発になり、痛みが生じていました。これも漢方薬の処方で対応できました。

❖ 4. 患者さんの期待

　これは、ある病院の院長が私に教えてくださったことです。最近の医療機関では、次のようなことが実践されています。
(1) 正確さ
　医師としては、正確に安全に医療行為を遂行することが大切です。
(2) 便利さ
　待ち時間の短縮や、夜間・休日に診療をするなど、便利になっています。
(3) ていねいさ
　患者さんに十分に説明するなど、患者さんの心配が解消して好ましい傾向です。
(4) アドバイス
　患者さん自身でできることを提供するための指導です。

(1)は医療の大前提です。(2)(3)は医療周辺のサービスの質の向上には寄与します。しかし医療内容そのものの向上ではありません。(4) は病気の本質が理解できて、初めて正しくおこなうことができる医療内容の向上です。本質を衝いたアドバイスをされることで患者さんの満足度はかなり向上するでしょう。いつも私はそのようなアドバイスができる医師になりたいと思っています

❖ 5. バイオレゾナンス医学を日常診療に導入した結果

❶治療精度が向上、難病対応も可能に

バイオレゾナンス医学を日常診療に導入したところ、病気の原因が推定できるようになったため、治療の精度は格段に向上しました。これにより難病への対応も可能になりました。

ここでは治療困難な疾患への対応例をご紹介します。

症例6 嗅覚障害（50歳女性）

1年以上の味覚低下と嗅覚脱失があり、某大学病院で各種検査をしたが原因不明で「治らない」と言われて来院されました。鼻内所見は正常でした。

ゼロ・サーチで調べてみたところ、頭蓋底の位置にサイトメガロウイルス感染があり、それが原因で嗅覚障害を発症したと推定しました。そこで、その感染に有効なエッセンシャルオイルを使用したところ、嗅覚障害は1年ほどで完治しました。

この患者さんの場合も、疲れなどが原因で免疫低下があったと推測できました。そこで、過労、冷え、ストレスなどを避け

ていく必要があるとアドバイスしました。

　エッセンシャルオイルの香りで嗅覚を刺激して、嗅覚障害を治療しているという説明も可能です。しかし、異論はあるかもしれませんが、ウイルスなどの局所感染で嗅覚障害が生じており、それをオイルの殺菌効果で治療しているというのが本当のところではないかと感じています。

> ※エッセンシャルオイルについて
> 　エッセンシャルオイルは単体で使用する場合は、加減を考えて使うのがよいと思います。しかし、これも漢方薬同様、複数のオイルを用いるのがよいでしょう。また嗅覚には「慣れ」が生じやすいため、できれば、ときどきレシピを変えながら治療をおこなうのがよいでしょう。
> 　ウイルス感染に有効なエッセンシャルオイルとしては、ユーカリ、ラベンダー、ローズマリー、サンダルウッドなどが挙げられます。

症例7　腹痛（37歳・女性）

生来、健康だった患者さんです。この方は、
- 2週間前に手摘みのブルーベリーを大量摂取
- 2日前には出先でマスクメロンを1／6個摂取
- 当日はグレープフルーツジュースを摂取

その日の午後に腹痛で緊急入院されました。

ゼロ・サーチで調べたところ、グレープフルーツジュースの寄生虫感染が原因と推定できました。

そこで、虫下しの薬を処方しました。あらかじめ伝えておいたように、翌朝一時的に気分が悪くなることはあったものの、それを境に腹痛は順調に回復し、退院できました。

❷診療プロセスの変更と治療の速度が向上

通常の診察プロセスでは、①所見をとる → ②病名が決まる → ③病名あるいは症状に対する治療、と流れていきます。

一方、バイオレゾナンス医学の診察プロセスは、①所見をとる → ②原因因子がわかる → ③因子を生み出した生活背景を探る → ④原因に対する治療薬を当日に処方、または当日に詳細な生活指導をおこなう、となります。通常のプロセスよりもはるかにスピーディです。

症例8 手湿疹①

ある歯科医の方の手を見せていただいたところ、湿疹がみられました。ゼロ・サーチで調べると、この湿疹から水銀が出ていることが推定できました。水銀を体外に排出したいという体の反応により、湿疹が出ているのだと思います。この症例は解毒作用のある漢方薬で対応可能でした。

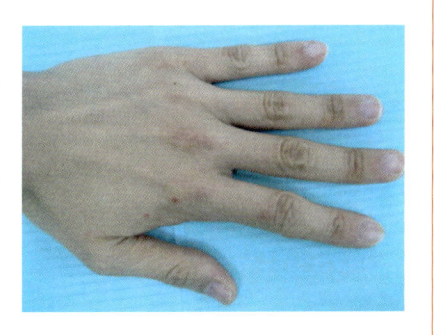

症例9 手湿疹②

　ゼロ・サーチで調べると原虫が原因であることが推定できました。この方は食事に原因があるようなので、駆虫剤で対応しつつ、食事指導をおこないました。

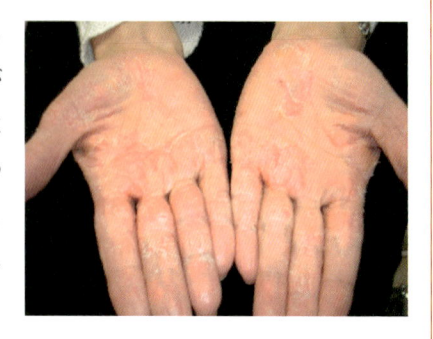

❖ 6. 大切に思っていただきたいこと

　医療従事者のみなさんにお伝えしておきたいことがあります。それはバイオレゾナンス医学を学んでわかったことですが、患者さんを癒すことは、じつは自分を癒すことなのだ、ということです。そして上手に処方することや、上手な施術をすることで、患者さんの身体が整っていくと同時に、自分が整っていくということに気づきます。人のために尽くすことで自分が整っていく、こんなに素晴らしい仕事はないと私は思います。

　そして患者さんにもお伝えしたいことがあります。それは、身体の声を聴くことの大切さです。現代の人たちはみな、身体が発している要求を、文字や映像の情報で打ち消してしまって脳の欲求のままに生きています。これではいつか身体にそっぽを向かれてしまう結果になってしまいます。

健康の真実はすべて身体の中にあり、研究成果等の各種情報はその一面を表現しているに過ぎません。バイオレゾナンス医学のような身体との対話が得意な医学を通して、身体と手を携えることが、真の健康への道なのではないでしょうか。

§4

病気は治る

青木クリニック院長
青木　秀夫

静岡県沼津市生まれ。浜松医科大学卒業後、呼吸器内科医として榛原総合病院、焼津市立病院、共立蒲原総合病院に勤務。平成5年、富士宮市に開業。
バイオレゾナンス医学会認定医。
芹沢光治良文学愛好会会員。

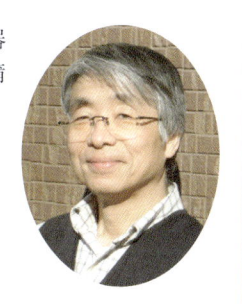

❖ 1. 社会に裨益(ひえき)する人になる

　社会の役に立つ人になろうと、自分の能力を検討してみました。それは、医師になって病気を治すことだと思いました。しかし、学校の成績はさっぱりで、とうてい医学部に入れないと誰もが疑問視していました。
　「絶望してはいけない。思いは必ず実現する」
　作家・芹沢光治良の言葉どおり、何回か挑戦して医学部に入学することができました。
　内科の医師になれば病気は何でも治せるわけではなく、専門とする器官を決めて医局に入らなくてはなりませんでした。「肺は病気の鏡」という説明で、私は呼吸器内科を選択しました。

❶呼吸器内科の医師は病気を治せない

　当時、専門性の高い技術は、レントゲンの読影と気管支鏡の操作でした。夢中で勉強して、薬の運用もできるようになってようやく医師になれたと安堵しました。
　しかし、自分の医療を見直して愕然としました。気管支喘息、手術のできない肺がん、肺気腫、COPD、間質性肺炎……治した患者さんがいませんでした。
　これでは社会の薬に立っていません。医局を追い出される覚悟で、病気を治す方法を探し求めました。

❷病気治しの追究

　芹沢光治良は「好きなことを仕事にし、私心なく精進すれば健康

で幸福に暮らせる」と言っています。ご自身も 96 歳で亡くなるまで現役の作家として活動を続けていました。

芹沢の作品を何度か読み、研究をしてみて、「病気は治る」確信を得ることができました。そして、治る方法が必ずあると信じ、さまざまな方法を探し、追究していったのです。

i 玄米菜食

まずは食べ物から調べ、食事療法で玄米菜食を試みました。食材の選択、調理法で栄養面の問題はなく活用できそうでしたが、厳格で修行生活をしているようです。

ii 西式健康法・少食・断食

西式健康法に食事療法と断食を合わせて実践していた甲田光雄先生を知りました。世界平和にまで及ぶ治療理念を持っておられ、指導法を実践してみると、確かな効果がありました。

導入するには患者さんの人生観を変えるような熱意が必要です。

iii 自然農法

食材の選択から自然農法も調べました。仙人のような福岡正信さん、漢方薬も使用していた川口由一さんに感銘しました。

自然農法をしながら医療をしたいと思いました。川口さんは独学で漢方を学び、手術しなければ治らないと言われた奥さんの子宮筋腫を漢方薬で治していました。それまで見向きもしなかった東洋医学に興味を持つようになりました。

iv 東洋医学

私は川口さんのように、独学で東洋医学を研究しました。東洋医学は病気を治す医療だと思いました。

❸東洋医学とは

　人間をエネルギー体、小宇宙とみて、宇宙の摂理に反して病んだところを治します。この西洋医学と全く異なる医療観はバイオレゾナンス医学と通じるものがあります。

> ⅰ　人間全体を診る望診、脈診、舌診、腹診で部分からも全身を診る。
> ⅱ　自然と一体の体系で、気・血・水の病態生理から自然の摂理に反したところを漢方薬や鍼灸で治す。
> ⅲ　未病を治すといい、病気の前段階で治療をし、病気予防ができる。
> ⅳ　漢方薬は生薬の配合で、個々の病状に合ったオーダーメイドの薬ができる。

　現在の東洋医学は「気」「血」「水」のうち、一番重要な気の存在は理論上のものとして認めていません。病気を治せると思いましたが、エキス剤だけの使用で、治療に自信が持てませんでした。
　このとき、「気」の存在を感知できる「ゼロ・サーチ」を使い、東洋医学で診療している矢山利彦医師に出会いました。

❖ 2. バイオレゾナンス医学による病気治しの実際

❶ 5つの病因論と治療法

　矢山医師が立ち上げたバイオレゾナンス医学会は、東洋医学だけでなく、西洋医学もさまざまな代替医療も活用できる統合医療です。

　ゼロ・サーチを使い、現代医療では原因不明とされる病気でも原因を究明し、その対策（治療法）がとれます。多くの難病の原因をまとめると「5つの病因論」になります。

　バイオレゾナンス医学は、理論だけでなく、原因を治す治療法が完備されているので、「治す医学」になります。治す医学というのは当たり前のことかもしれませんが、実際には治らない治療のほうが多いのです。

　矢山医師がすでに解説していますが、5つの病因でのおもな治療法を具体的に例示しますと、下記のようになります。

> i　金属汚染
> - 歯科治療：不適合金属除去
> - 体内金属除去：不適合金属除去の漢方薬（抗メタル湯、アンチメタル）
> - 安全な飲用水の確保
>
> ii　電磁波
> - 環境の電磁波をチェック
> - 電磁波吸収装置の設置
> - 住居内移動などの生活指導

- iii **潜在感染**
  - ウイルス、カビ、寄生虫などの薬剤治療法
  - 生ものを食べないことなどの食事指導
- iv **化学物質**
  - 薬剤治療
  - 玄米コーヒーなどのサプリメント
  - 半身浴などの指導
- v **精神的ストレス**
  - フラワーレメディなどの代替医療
  - 気功指導

❷バイオレゾナンス医学の症例

　病気が治る実感と喜び、治し力が向上していく経過を症例で示します。

症例1　手足の湿疹（50代・女性）

主訴：手足の湿疹を漢方薬で治してほしい。
現症：両方の手足はじゅくじゅくし、体液がもれ出ている湿疹。
歯科診断：パラジウム合金多数
　　　　　　O-リングテストで皮膚にパラジウムが不適合
診断・治療：バイオレゾナンス医学の知識で、不適合金属によるアレルギー反応とカンジタ（カビ）の感染と診断、歯科治療で金属除去、カンジタの漢方治療、抗メタル湯で不適合金属除去。
経過：およそ3ヵ月で治った。

コメント：総合病院で呼吸器内科を担当していたときの症例です。ゼロサーチが十分使えないときで、理論だけで治療したので、治した実感がありませんでした。この患者さんのおかげで医療の転換をすることになりました。

〈まとめ〉
i ゼロ・サーチを使う医療で病気を治せる。
ii 診療の方針がゼロ・サーチを使う医療に決まる。
iii 病院内で公にゼロ・サーチを使用する。
iv 新たな医療は理解されない → 病院を退職、開業。

症例2 気管支喘息（小学校入学前の女児）

主訴：喘息を治してほしい。
病歴：3歳から咳が出はじめ、総合病院の小児科で治療を受けているが、よくならない。
現症：歯科診断…奥歯にパラジウム合金1本
　　　ゼロ・サーチ診断…パラジウムが頭部と気管上部に反応、気管上部にマイコプラズマ（細菌）とカンジタ（カビ）の反応。
診断：気管上部の異物的な刺激が原因の咳喘息
治療：歯科金属除去
　　　細菌感染に抗生物質
　　　不適合金属除去にアンチメタル（抗メタル湯の錠剤）
　　　カンジタ対応の漢方薬：桂枝加朮附湯合桂枝人参湯
　　　咳対応の漢方薬処方：小青竜湯から柴胡桂枝湯など

経過：たびたび上気道の感染を起こすも、本来の咳は次第に減少。3ヵ月で咳は出なくなり、6ヵ月後、頭部と気管の金属反応もなくなり、完治した。

コメント：開業して間もないときの患者さんで、初めて喘息を治すことができた。

〈まとめ〉
i　病気が治って患者も医者も驚き、喜んだ。
ii　小児の疾患が治る喜び、世の中のためになるという実感がある。
iii　患者の負担が少なく、医療費があまりかからない。
iv　バイオレゾナンス医学は相当いける医療だ。

症例3　脳下垂体の腫瘍（40歳、女性）

主訴：脳下垂体の腫瘍を治してほしい。
病歴：5年前、脳下垂体の機能障害で発症、大学病院の脳神経外科で診断。
　　　生理不順があり、腫瘍が小さいので内服薬治療で経過をみている。
現症：歯科診断…パラジウム合金多数
　　　　ゼロサーチ診断…脳下垂体部にパラジウム、水銀、アルミニウムの金属反応。同じ部位にカンジタ、クラミジアの感染反応。
診断：脳下垂体部の炎症性腫瘍の可能性あり。

§4 病気は治る

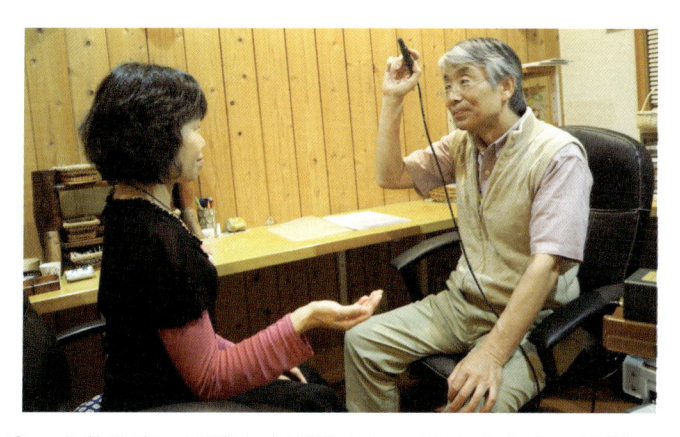

治療：歯科治療…不適合金属除去し、20ｋ金合金で処置。
　　　抗メタル湯で不適合金属除去、抗生物質で細菌感染治療
　　　漢方薬、桂枝加朮附湯合桂枝人参湯でカンジタ対応。
経過：腫瘍は徐々に縮小し、金属反応なくなり、1年半後腫瘍
　　　消失、生理も順調。2年後の画像診断で腫瘍は消失して完治。

コメント：「5つの病因論」のすごさを認識した。

〈まとめ〉
ⅰ　5つの病因論を検討して「脳腫瘍」が治った。
ⅱ　5つの病因論は多くの病気の診断と治療に活用できる。
ⅲ　広い分野の病気が治りそうだ。

症例4 不妊症（42歳、女性）

主訴：不妊症（結婚して16年）
病歴：生理がなく、妊娠できればよいが、全身の調子もよくない。
現症：歯科診断…パラジウム合金多数
　　　ゼロサーチ診断…両側乳房、胸腺、卵巣にパラジウム、水銀、鉛、ニッケル、クロムの反応。
　　　これらの部位にカンジタ、クラミジアの感染反応。
　　　寝室で電気電磁波の影響あり。
診断：不適合金属と潜在感染による卵巣の機能障害。
治療：歯科で金属除去治療。
　　　抗メタル湯で体内不適合金属除去。
　　　カンジタ対応で桂枝人参湯合桂枝加朮附湯。
　　　細菌感染に抗生物質。
　　　牛乳・白砂糖除去の食事と電磁波対策の生活指導。
経過：体調よくなり、元気出る。不適合金属、感染除去後から桂枝茯苓丸合当帰芍薬散で経過観察。1年7ヵ月後妊娠し、元気な子を出産した。

コメント：患者さんに「健康な生活」をするよう指導して、治す力が向上しました。

〈まとめ〉
i　5つの病因論を検討して卵巣の機能がよくなった。
ii　生活改善の指導をした結果、生活意欲が出てきた。
iii　全身をみることで、健康度を上げていくことができる。

症例5 血小板減少症（6歳、男児）

主訴：足に紫斑ができ、サッカーができない。
病歴：1年前、高熱が続き、口腔内から出血、原因不明の血小板減少症の紫斑病と診断された。運動を控えて経過観察中。受診直前の血小板数は1.1万。
現症：両下肢に紫斑。
歯科診断：パラジウム合金1本。
ゼロサーチ診断：胸骨部（骨髄）にパラジウム反応、のどに溶連菌感染。胆のうに牛乳過剰反応。IL-4増加（アレルギー反応）。電気電磁波の影響あり。
診断：パラジウム、牛乳のアレルギー反応と溶連菌の毒素による血小板の造血障害。
治療：歯科金属除去、アンチメタル（抗メタル湯の錠剤）。
　　　溶連菌に抗生物質、造血障害に十味敗毒湯合帰脾湯。
　　　牛乳除去食などの生活指導。
経過：5ヵ月後、血小板29万。ウイルス、細菌感染がしばしばあり、牛乳類の摂取でときおり紫斑が出現。しばらくは食事の注意など生活管理が必要だった。

コメント：溶連菌の関与、牛乳過剰摂取がわかり、治し力がさらに向上してきました。

〈まとめ〉
i　病気は治さなくてはならない、治すことに責任感を持つ。
ii　小児はいろいろな刺激に過敏で、感染症やアレルギー反応を起こしやすい。

ⅲ　診療は一対一対応で、創意・工夫が必要になる。
　ⅳ　よくなると感動と喜びがある。

症例6　手足の湿疹（2歳、男児）

主訴：手足の湿疹（アトピー性皮膚炎といわれている）。
病歴：生後2ヵ月で手足に湿疹。保育園に行くようになってから手の皮が厚くぼろぼろになり、かゆがる。
現症：手はグローブのように皮膚が厚く、赤くぼろぼろしている。落ち着きがない。
歯科診断：歯科金属はない。
ゼロサーチ診断：胸腺部にパラジウム反応、皮膚にカンジタ反応。胆のうに牛乳過剰反応。IL-4増加（アレルギー反応）が強い反応。
診断：パラジウム、牛乳のアレルギー反応とカンジタの感染による皮膚の炎症。
治療：牛乳除去食指導、アンチメタル（抗メタル湯の錠剤）内服。カンジタ対応で荊芥連翹湯合黄耆建中湯。
経過：保育園、仲間の主婦は牛乳が重要な栄養源だと主張。保育園から強く牛乳を飲みなさいと逆説得。自分の子どもだけおやつが食べられないのはかわいそう。牛乳成分の入った食品がたくさんあり、食材の選択が難しい。母親は牛乳除去が徹底できなく、涙の食事づくり。しかし、1年後には本人が自分で食べなくなり、完治。

コメント：「牛乳神話」ともいうべき思わぬ難敵が現れ、治療が大

変でした。

〈まとめ〉
i　現在の常識、牛乳神話と対決した。
ii　診断に確信がないと自信をもって説得できない。
iii　食材の牛乳汚染は予想外に広がっている。(本人に食材を持ってもらい反応をみる)
iv　バイオレゾナンス医学は世間の常識と対決することがある。

症例7　気管支喘息(30代、女性)

主訴：喘息の治療。
病歴：小学校6年より喘息。現在も発作がしばしば出るためステロイド剤の吸入をしている。顔によく湿疹ができ、首と腰が痛い。
現症：歯科診断…パラジウム合金多数
　　　　ゼロ・サーチ診断…首、胸腺、肺、腰にパラジウム、アルミニウムが反応。
　　　　同じ部位にカンジタ、マイコプラズマが反応。
　　　　CRPが肺と腰に反応。IL-4は不明。
診断：肺に不適合金属あり、周囲に潜在感染を合併した気道過敏。
治療：歯科治療…近くの歯科医院で金属除去開始。
　　　　呼吸器症状に小青竜湯、半夏厚朴湯。
　　　　カンジタ対応の荊芥連翹湯合黄耆建中湯、細菌感染に抗

生物質。
経過：強い発作は減少したが、上気道の感染でしばしば苦しくなる。仕事が忙しく、歯科治療を途中で止めてしまった。初診から4年後、周囲の人がしっかり歯科治療してよくなったことを知り、改めて紹介された歯科医院で治療。ホルマリンの反応、多数の不適合金属の残存があり、これらをすべて除去。抗メタル湯と柴朴湯を半年飲んでようやく発作が出なくなる。「喘息は治った」と言ったら、本人がびっくりした。

コメント：大人の喘息は本人の先入観があって問題が多いことを知りました。

〈まとめ〉
i　病気は治らないという医療界の洗脳がある。
ii　歯科治療は病状を認識している歯科医に依頼する。
iii　治療には経済上、生活上の困難がある。
iv　大人の喘息も治る、自信をもって説得、治療する。

症例8　耳鳴り・動悸・不安感（50代、男性）

主訴：耳鳴り、動悸、不安感が強い。
病歴：2年前より耳鳴り、2ヵ月前から動悸がして、不安感が強くなる。仕事ができなくなり、休職中。
現症：神経質そうだが、見かけは元気。
　　　歯科診断…パラジウム合金、アマルガム多数、ホルマリン反応4箇所、ボーンキャビティ1ヵ所。

　　　　ゼロ・サーチ診断…心臓と内耳にパラジウム、水銀反応、同じ部位にクラミジア感染。胃にピロリ菌反応、電気電磁波過敏。
診断：不適合金属と潜在感染による心臓（洞結節）と内耳の機能障害。
　　　歯科のホルマリンとボーンキャビティ、ピロリ菌による耳鳴りとうつ的反応。
治療：歯科治療…不適合金属除去、ホルマリン除去、ボーンキャビティ処置。不適合金属除去で抗メタル湯、細菌感染に抗生物質。
　　　耳鳴りと動悸に対し半夏白朮天麻湯兼炙甘草湯。
　　　生活環境の改善指導
経過：歯科金属を外すたびに身体が軽くなり、歯科治療終了後症状改善。1ヵ月後に仕事に復帰した。その後、体内金属除去、感染症治療して完治。

コメント：精神疾患は自殺の危険があるので慎重な対応が必要です。

〈まとめ〉
i　精神疾患には精神的ストレス以外にも原因がある。
ii　十分説明をして原因除去できれば治ることがある。
iii　「元気そうではない」精神疾患は慎重に対応する。

症例9 関節リウマチ（50代、女性）

主訴：血圧が高い。

病歴：5年前から血圧高く、降圧剤を内服しているが安定しない。11年前に関節リウマチと診断、内服治療している。手足の関節手術の既往。右股関節、足関節が痛い。

現症：指、手関節は軽度の変形。

歯科診断：パラジウム合金多数。

ゼロ・サーチ診断：胸腺、関節にパラジウム、水銀、ニッケル、クロム、コバルト、アルミニウム同じ部位にクラミジア、カンジタの反応。電気電磁波の影響があり。

診断：関節の不適合金属と潜在感染による痛み。
　　　　胸部大動脈の血圧センサー過敏による血圧の変動。

治療：関節リウマチの説明をして本人納得。
　　　　歯科治療で金属除去、不適合金属に抗メタル湯。
　　　　カンジタと痛みに桂枝加朮附湯合桂枝人参湯。
　　　　細菌感染に抗生物質。

経過：2年間で症状がなくなり、リウマチの内服薬はいらなくなった。

血圧も降圧剤なしで安定した。1年4ヵ月後、両手関節、足関節の痛みで再受診。

水銀、クロム、コバルトの関節反応、牛乳過敏、細菌感染の所見。

金属は飲み水、電気釜からのものと判明。

牛乳除去の食事指導、水道に浄水器の設置。

痛みに桂枝加朮附湯合修治附子、抗メタル湯で完治。

コメント：リウマチは難病です。さまざまな要因がからまって発症します。バイオレゾナンス医学でなければ治すのは難しいでしょう。

〈まとめ〉
i　金属に反応しやすい人はいろいろなものに過敏。
ii　現在は危険な飲み水、牛乳製品、農薬混入食品、さまざまな電磁波など健康障害の要因が多い。
iii　健康維持、病気予防に総合的生活助言が必要。

❸ゼロ・サーチを使うには意識の転換が必要

　ゼロ・サーチを使って診療する人は西洋医学を学んできています。なかには東洋医学も学んでいる人もいます。
　バイオレゾナンス医学を効果的に実践するためには、これらの医療観をいったん忘れて、見えないものを認識する医療観の意識転換が必要です。

i　人間をエネルギー体として診る。
ii　すべての物は波（波動）をだしている。
iii　人間のエネルギー体と物の波の反応をゼロ・サーチで感知する。
iv　現代の医療機器では捉えられない現象を「事実」と認識する。
v　多くの疾患の原因は複数、ゼロ・サーチでとことん追究する。
vi　原因の除去（治療の選択）も波の反応で的確にできる。

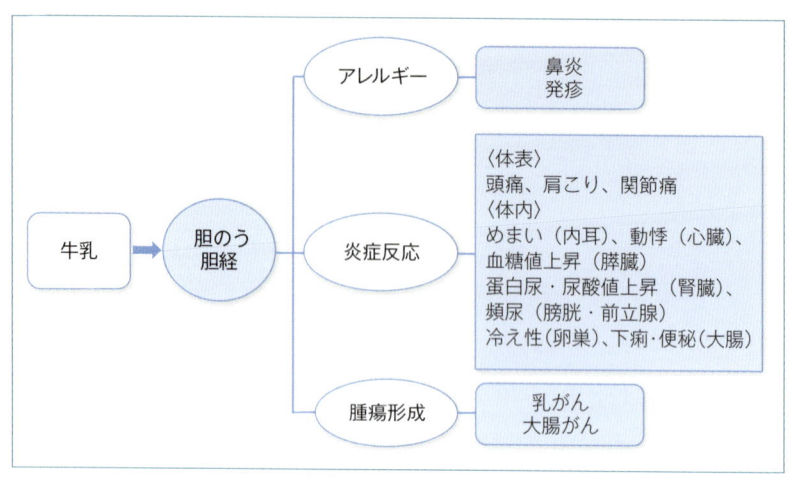

```
                    ┌─ アレルギー ─→ 鼻炎
                    │                発疹
                    │
                    │              〈体表〉
                    │              頭痛、肩こり、関節痛
                    │              〈体内〉
牛乳 →  胆のう  ────┼─ 炎症反応 ─  めまい（内耳）、動悸（心臓）、
        胆経        │              血糖値上昇（膵臓）
                    │              蛋白尿・尿酸値上昇（腎臓）、
                    │              頻尿（膀胱・前立腺）
                    │              冷え性（卵巣）、下痢・便秘（大腸）
                    │
                    └─ 腫瘍形成 ─→ 乳がん
                                    大腸がん
```

牛乳過剰摂取の障害

❹牛乳過剰摂取による障害

　牛乳に関する健康障害を多く経験しましたので、現代生活の危険物の代表として説明します。

　牛乳類の過剰摂取は、胆のうと東洋医学の経絡、胆経を介して全身に影響します。手に乳製品を持つと胆のう部位に歪みが出て、胆のう、牛乳類を同時に持つと障害部位が歪みます。

　鼻、胸腺ではアレルギー反応を伴い、鼻炎、発疹があり、体表では筋肉の痛み、こりが出現します。体内に入ると、内耳でめまい、心臓で動悸、膵臓で血糖値の上昇、腎臓で蛋白尿、尿酸値の上昇になります。膀胱、前立腺に行けば頻尿、大腸で下利、便秘になります。腫瘍の原因の可能性もあります。

■牛乳が反応する食品

　胆のう・胆経に牛乳反応する食品を調べると、実にたくさんのものがありました。

> ⅰ　牛乳製品：牛乳、チーズ、ヨーグルト、バター、パン、アイスクリーム、洋菓子など
> ⅱ　加工食品：
> 　　海産物…のり、わかめ、昆布、ひじき、干物、味付け魚、削り節、ちくわ、はんぺん、加工された貝・海老類、佃煮
> 　　漬物…大量生産の漬物、梅干
> 　　煮物…豆類、小豆（餡子）
> 　　ジュース類…果物ジュース、野菜ジュース
> 　　調味料類…カレー粉、ゴマ、糖類、ソース
> 　　サプリメント…カプセル、賦形剤

❖ 3. バイオレゾナンス医学による治し力の向上

❶意識の進化

　バイオレゾナンス医学を実践していくうえで、医者は意識の進化をしなければならないと思います。

　「病気は治りました。あなたの努力で治し力が向上したからです」と言えれば、患者さんは病気を糧にさらに楽しい生き方ができます。

　そのために、常に研究をして、自己の治し力を高め、患者の治す力を高めるよう支援します。

　がんや危険な精神疾患を治すのに、必要なことは病人の意識改革、実存的変容です。これはひそかに支援することで達せられます。医者は意識の進化をしなければできません。

❷バイオレゾナンス医学の現在と未来

バイオレゾナンス医学は個別対応で、リアルタイムの医療です。最後に現状と未来についてまとめてみました。

ⅰ身体的負担が少ない経済的な医療
　検査なく、副作用の少ない効果的な薬の選択で、完治例が多くあります。

ⅱ研究すればするほど得られる情報が多くなり、治療が進歩
　治せないのは研究不足と自覚、研究で病気の原因の数、治す方法が増加します。

ⅲ生活改善、病気予防、健康増進まで配慮
　健康志向が高まり、病人のない明るい社会を創ろうと志が広がってきます。

ⅳ医者は患者さんをひそかに支援
　病気は意識改革のチャンス、医者は実存的変容を支援する役目があります。

ⅴゼロ・サーチは意のままに動く
　代替医療の導入と応用（無数の治療法の選択）、薬なしの波動治療、遠隔治療など医療の簡素化、よい食べ物、衣類、住居の選択など楽しい健康生活へ貢献できます。

そして、バイオレゾナンス医学はさらに発展していくでしょう。

§5

血液オゾンバイタル療法
（血液クレンジング）と統合医療

医療法人社団健若会 赤坂腫瘍内科クリニック院長
森　吉臣

1968年、日本大学医学部卒業。日本大学医学部大学院で外科病理学専攻。
1979年、米国UCLA大学腎研究室客員教授。帰国後、日本大学医学部病理学助教授。
1984年、獨協医科大学病院病理部教授。同大学越谷病院副院長を経て、2005年に医療法人社団健若会理事長、総院長。現在に至る。
現在、獨協医科大学名誉教授、一般社団法人日本オゾン療法協会会長、NPO法人日本アンチエイジングメディカル協会理事長、国際統合医療学会幹事、点滴療法研究会　ボードメンバー、水素と医療研究会会長を務める。
著書に『病気治療は血液クレンジングから』（しののめ出版）、『ホルモン調整で病気が防げる治せる知恵とコツ』（主婦の友社）、『病気を寄せ付けない体をつくる植物力』（しののめ出版）、『10歳若返る！最新アンチエイジングがよくわかる本』（技術評論社）など多数。

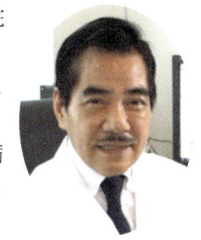

❖ 1. 悪性新生物の急増と日本での死亡数の年次推移

❶悪性新生物による死亡の急増

　1900年〜2010年までの死亡数の年次推移を見ていくと、1960年ごろから、がんなどの悪性新生物による死亡が急速に増えており、上昇の一途をたどっています。1900年には年間2万人ほどだった悪性新生物による死亡が、現在では40万人に達しようかという状況です。

　医療に従事する者としては、この数値を見ると、なんとかこれを減らせないものかと考えます。医学は年々発展しており、新薬も次々に作り出されていますが、残念ながら死亡数は一向に減る

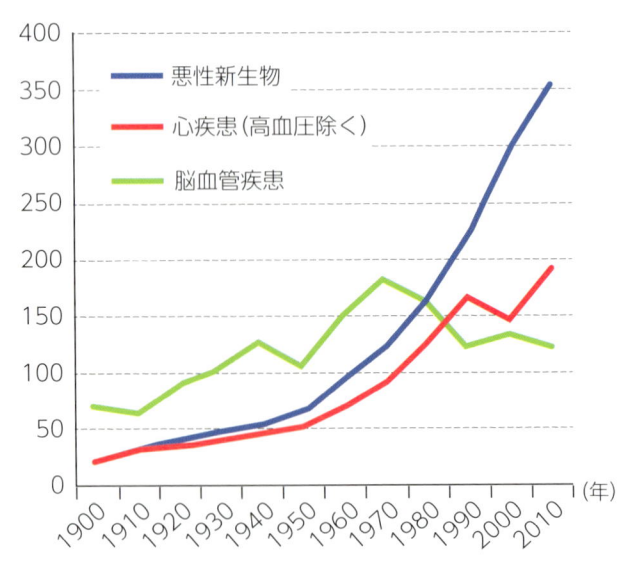

日本人の死因順位別死亡数の年次推移
出所：厚生労働省人口動態統計「日本人の死因順位別死亡数の推移」

兆候を見せていないのが現実です。

❖ 2.「治す医療」から「予防する医療」への転換

❶アメリカではがん患者は減少傾向

　アメリカでは、増大し続ける医療費対策として、1977年に国民栄養問題特別委員会が上院に設置され、その報告書としてまとめられた『マクガバンレポート』というものがあります。それによると、アメリカは日本とは逆で、がん患者の総数は減少傾向にあることがわかっています。

　また、この特別委員会の提言として「がんや心臓病は動物性脂肪や砂糖などの過剰摂取、野菜、果物、ビタミン、ミネラル、食物繊維の摂取不足が原因の食原病であり、即刻改善する必要がある」としています。新しい抗がん剤を開発するばかりでなく、日常の食事から気をつけるべきだということです。

　アメリカの国立がんセンターでは、1990年ごろから「がんの早期発見・早期治療」を「がん予防」に方針を転換しました。その結果、がんによる年間の死亡者数は60万人→50万人に減少しています。

❷西洋医療から統合医療へ

　この特別委員会の委員長を務めた上院議員のジョージ・S・マクガバン氏は「どれほど巨額の医療費を注ぎ込んでも、それで国民が少しでも健康になれればいい。しかし事態はまったく逆で、このまま推移すれば、アメリカの国そのものが病気のために破産してしまうだろう」と述べています。

　これは、従来の対症療法を中心とする西洋医学のみでは限界があ

り、原因療法（予防）も含めた統合医療にシフトしていかなければならないということを意味しています。

〈統合医療とは〉
(1) 西洋医学を医療の軸とするが、西洋医学以外の代替医療の一部を加えることで、全人的医療を目指す。
(2) 治療と予防医療の両面から対症療法・原因療法を相互発展・連携させていく医療。

❸統合医療の日米の事情の比較

(1) 日本の事情
- 1977年当時のアメリカに類似した危機的状況
- 日本の統合医療への国家予算は約10億円(ほとんどが漢方)
- 日本で予防医療、原因療法はほとんど皆無
- 抗がん剤の副作用は、現状では仕方のないことという認識

(2) アメリカの事情
- NIH（アメリカ国立衛生研究所）の補完代替医療部門への研究予算は約400億円
- アメリカの医科大学125大学のうち、3分の2以上がCAM（補完代替医療）についての授業や卒業教育コースを設けている
- ハーバード大学、スタンフォード大学、コロンビア大学、ジョンズ・ホプキンス大学などの有名大学はCAM研究センターを設立
- がん患者の63～83%がなんらかのCAMを用いていると報告されている

❖ 3. がん治療の現実

❶抗がん剤はまだまだ発展途上
　がんの標準治療である抗がん剤が毎年新たに開発されています。多剤併用化学療法という、複数の異なる抗がん剤を用いておこなわれる治療により、膵がん患者の生存期間が2倍近く延長されたという報告もあります（「New England Journal of Medicine」2011.5.13）。一見、医学の素晴らしい進歩だと思いがちですが、そうとも言えません。
　フランスのナンシー大学腫瘍内科学教授のThierry Conroy博士らは、後期臨床試験において、進行膵腺がん患者342例を2群に分け、半数に標準療法治療薬であるゲムシタビンを投与、残りにFOLFIRINOX（フォルフィリノックス）と呼ばれるオキサリプラチン、イリノテカン、ロイコボリン、フルオロウラシルの4剤併用化学療法をおこないました。
　研究の結果、生存期間中央値(MST)は、ゲムシタビン群では6.8ヵ月であったのに対し、FOLFIRINOX群では11.1ヵ月に改善しました。たしかに約2倍に延びています。しかし、治療による副作用は、4剤併用化学療法をおこなった群のほうが多かったのです。副作用が多い状態で、患者が苦しみながら数ヵ月長生きしたということなのですが、果たしてこれでよいのでしょうか。
　抗がん剤は、まだまだ発展途上だと言えるひとつの事例です。

❷抗がん剤の奏効率は2割
　抗がん剤の評価指標に奏効率というものがあり、現在その率は2

割と言われています。これは2割の患者が4週間以上、腫瘍の大きさが半分以下であることを示しています。がんの大きさが半分以下になり、その状態が4週間以上続いている患者が10人中2人いるということです。

　また日本では、抗がん剤が医薬品として認可されるためには、臨床試験で奏効率2割が条件となっています。

　しかし、延命効果や副作用の程度が考慮されていないという問題点もあります。

❸奏効率と生存期間は必ずしも相関しない

　下の表をご覧ください。たとえば抗がん剤である5-FU（フルオロウラシル）をシスプラチンと併用した場合と、5-FU単独の場合の奏効率とMST（生存期間）を比較してみましょう。併用の場合は奏効率が34％です。単独の場合は10％と、併用した場合よりも3分の1にまで低下しています。しかしMSTはどちらも7.7ヵ月という結果が出ています。

報告者	報告年	治療法	症例数	奏功率(%)	MST(月)
JCOG	1989	UFT＋マイトマイシン	70	9	6.4
		5-FU＋シスプラチン	104	34	7.7
		5-FU単独	106	10	7.7
EORTC	2000	5-FU＋アドリアマイシン＋メトトレキセート	92	12	6.7
		エドポシド＋ロイコボリン＋5-FU	93	9	7.2
		5-FU＋シスプラチン	98	20	7.2

進行胃がんに対する第三相試験
出所：『間違いだらけの抗ガン剤治療』（梅沢充著、ベストセラーズ）

❹抗がん剤療法への医師と患者の意識
　――「効く」には大きなギャップあり

　抗がん剤の「効く」ということには、医師と患者の間に大きなギャップがあるということも見逃してはならないでしょう。

　医師が「効く」という場合、たいていそれはがんの縮小や一時的な症状改善の可能性を意味しています。

　しかし、患者にとっての「効く」は、がんが治る、あるいは治らないまでも長い期間延命するかもしれないという期待感のようなものが大きくあります。

❺がんの悲惨さは「治せない」からではなく「治療の苛酷さ」にある

　がんになると悲惨な闘病生活が待っているというイメージがあると思います。それは治療の苛酷さによるものでしょう。

　たとえば、入院するまでは自分の身の周りのことは自分でできていた患者が、入院後、抗がん剤や放射線で治療を受け始めたとたん、たちまち悪化するケースは非常に多いようです。体力も消耗し、ベッドから起き上がることすらできなくなってしまうことが多く見られます。

　治療中のQOL（生活の質）を考慮し、延命効果を重視した統合治療では、このようなことはなく、通常は元気になっていくものです。

❻統合医療では生存期間が4.2倍から6倍に延長

　1954年にノーベル化学賞、1962年にはノーベル平和賞を受賞した、アメリカのライナス・ポーリング博士がアメリカ科学アカデミー紀要に発表した臨床論文では、とても興味深い指摘がなされています。

　末期進行がん患者200人に、高濃度ビタミンC点滴療法を施すと、

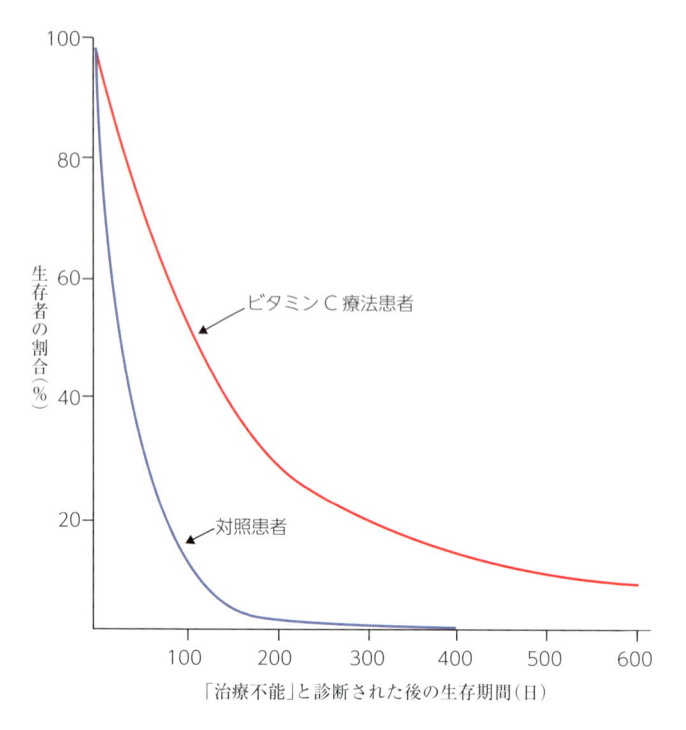

[グラフ: 縦軸 生存者の割合(%) 0-100、横軸 「治療不能」と診断された後の生存期間(日) 0-600、ビタミンC療法患者と対照患者の2本の曲線]

ビタミンC投与とがん患者の生存日数
出所:ライナス・ポーリング、ユアン・キャメロン(1978)

生存期間が対照群(2000人)の4.2倍から6倍に延長したということです。

　この療法はすでに多くの医療機関で実践されており、副作用もほとんどみられないということもわかっています。これまでおこなわれてきた標準治療に、必ずしもこだわる必要はないという、ひとつの事例であると言えるでしょう。

　統合医療では、QOLの向上、生存期間延長、がんとの共存を重視しています。これは従来の西洋医学にはないものです。

❖ 4. 統合医療でがん予防を

❶慢性炎症ががんの原因に

　一般的に、がんは気づかないうちに発症するものというイメージが強いのではないでしょうか。定期的に人間ドックなどで検査をして、早期発見しなければ治らない、予防はできないと思われがちです。しかし統合医療によって、がんは予防できます。

　最近の研究で、慢性炎症ががんの原因になっているということが明らかになってきています。

〈例〉
- C型肝炎ウイルス感染と肝臓がん
- ヒトパピローマウイルス感染と子宮頸がん
- HTLV-1ウイルス感染と成人T細胞性白血病・リンパ腫
- ヘリコバクター・ピロリ（ピロリ菌）感染と胃がん
- 住血吸虫感染と膀胱がん
- 慢性潰瘍性大腸炎やクローン病と大腸がん
- 逆流性食道炎と食道がん
- 胆石による慢性炎症と胆のうがん
- バレット食道による炎症と食道がん

　これら以外でも、はっきりとしていない潜在性の炎症もがんの原因になると言われています。

❷慢性炎症からのがん発症の分子レベルの解明
　慢性炎症からがん発症の分子レベルでの解明も進んでいます。
　慢性炎症の原因は、感染、外傷、毒性物質の曝露、自己免疫の破綻などさまざまです。
　慢性炎症は、原因、病態、炎症の継続期間もさまざまです。しかし、一部に、特定の受容体を介した細胞間の相互作用や炎症性シグナル伝達経路の活性化、ある転写因子や遺伝子の発現誘導などの共通の分子機構が存在することも示唆されています。これらの機構ががん発症に関与している可能性があるということです。

❸慢性炎症とがん化
　慢性炎症があると、炎症性サイトカイン TNF-α が分泌されます。そこからさらにインターロイキンなどが分泌され、炎症性プロスタグランジン合成酵素 COX-2 の発現に至ります。これが多様ながん化のスイッチをオンにしてしまうのです。

❹統合医療でのがん治療のヒント
　　──ミトコンドリアでがん細胞を制御──
　がん治療において、がんを徹底して退治するのではなく、がんを制御する方法も提唱されています。
　がん細胞は、ミトコンドリアをほとんど使っていません。むしろミトコンドリアの働きを抑制しています。
　ミトコンドリアは、細胞内のエネルギー産生の役割と、細胞死（アポトーシス）の重要な役割を有しています。
　がん細胞は、グルコースを大量に消費するのに効率的なミトコンドリアの酸化的リン酸を使わずに、非効率的な嫌気性解糖系を使っているのです。
　ミトコンドリアが活性化すると、がん細胞はアポトーシスが起こ

りやすくなってしまいます。そこでがん細胞は、ミトコンドリアの酸化的リン酸化を抑え、必要なエネルギーを細胞質の解糖系に依存しているのです。つまり、がん細胞は死に難くするためにミトコンドリアを抑制している細胞なのです。そこでミトコンドリアを活性化してあげると、がん細胞は死にやすくなるということです。

ここにヒントがあります。

> （1）がん細胞のミトコンドリアの機能抑制を解除してあげることで、がん細胞を制御できるのではないか。
> （2）がん細胞のミトコンドリア内での酸化的リン酸化を活性化することで、がん細胞のアポトーシスが起こりやすくなるのではないか。

ということです。

❺ ミトコンドリアを活性化するとがん細胞は死滅する

ミトコンドリアの電子伝達系でエネルギー（ATP）が産生される過程で、多量の活性酸素が発生します。呼吸で取り込まれた酸素の約2〜3％は、電子伝達系でのエネルギー代謝時に、スーパーオキシド（O_2^-）、過酸化水素（H_2O_2）、ヒドロキシルラジカル（OH）、一重項酸素（$1O_2$）などの活性酸素になります。

ミトコンドリアから発生する活性酸素の消去は、CoQ_{10}、ビタミンE、ビタミンC、SOD、カタラーゼなどの抗酸化酵素でおこなわれます。

しかしがん細胞は、ミトコンドリアを使いません。そのためミトコンドリアでの酸化的リン酸化反応が低下しています。そのため、活性酸素の産生が少なく、細胞にそなわった抗酸化力も低下しています。

TCA回路を活性化して、ミトコンドリアでの酸素消費を増やすと、活性酸素の産生量が増え、酸化ストレスも増大し、がん細胞にダメージを与えて死滅させることができるのです。

❻がんが好む体内環境を改善する

がんが好む体内環境というものがあります。

◎低体温、冷え症
◎低酸素状態
○糖類の過剰摂取
◎抗酸化力の低下
◎免疫低下
◎過剰なストレス
○過剰な有害重金属汚染
◎慢性炎症

　これらの組み合わせでがんが生まれ育ち、次第に悪性化していきます。これらを改善することも大切です。
　上記のうち、◎の項目は、私が提唱している「血液オゾンバイタル」で治療が可能です。

5. 血液オゾンバイタル（血液クレンジング）

❶血液オゾンバイタルとは

　血液オゾンバイタルはドイツ発祥の療法です。この言葉は日本独自の呼称で、ドイツでは「大量自家血オゾン浄化療法」と呼ばれて

います。オゾンガスを使って、血液を活性化（バイタリティー）する療法です。40年以上の歴史があり、その間に多くの医学的研究と豊富な臨床例が報告されています。

この血液オゾンバイタルをおこなうことで、人間が本来持ち合わせている自然治癒力の増強が期待でき、それによって病気を治していくという考え方です。健康な人から病気の人まで、幅広く治療の対象にすることができ、副作用がほとんどない安全な治療法です。

❷血液オゾンバイタルによる自然治癒力の増強

血液オゾンバイタルの効果として期待できる「自然治癒力の増強」とは、具体的には次のとおりです。

(1) 血流の改善
　これにより虚血組織と腫瘍組織への酸素運搬が向上します。
(2) 細胞内でのエネルギーの増産
　ミトコンドリアを刺激し、ATPが増産されます。
(3) 全身の代謝の改善
(4) 抗酸化系の酵素が強化され、慢性酸化ストレスを是正
(5) 免疫系の活性化

❸血液オゾンバイタルの方法

血液オゾンバイタルは写真（次ページ）のような機器を使用しておこないます。陰圧のボトルとチューブ、オゾンガスを入れる注射器からなっている、比較的簡単な構造の機器です。

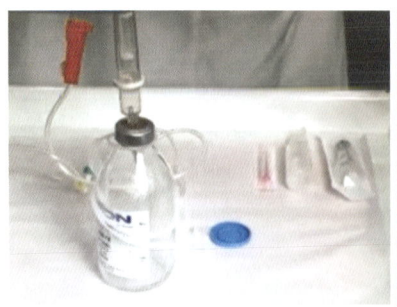

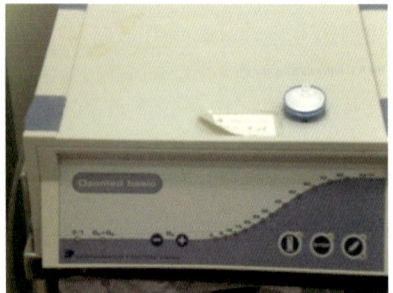

血液オゾンバイタルに使用する機器

(1) 陰圧のボトルと血管をつなぎ、100〜150 ccほどの血液を採取する。

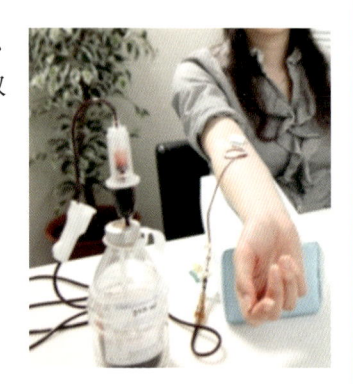

(2) 医療用のオゾン発生器からオゾンを注射器に取り、それを採取した血液に混ぜる。

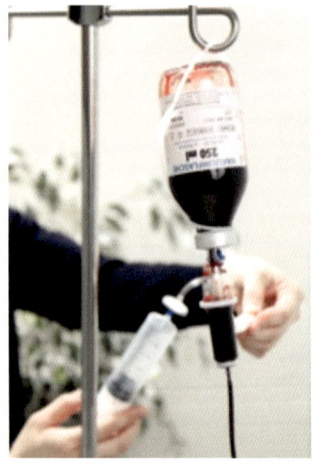

（3）オゾンと血液を撹拌し、それを点滴で血管にもどす。
およそ20〜25分ほどで完了する。

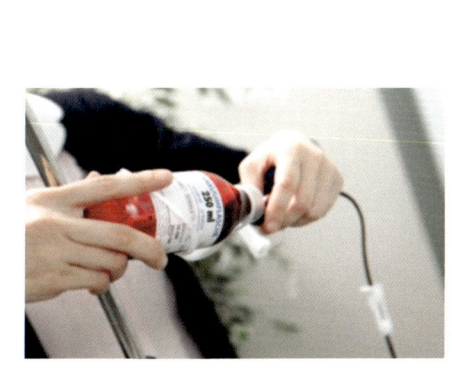

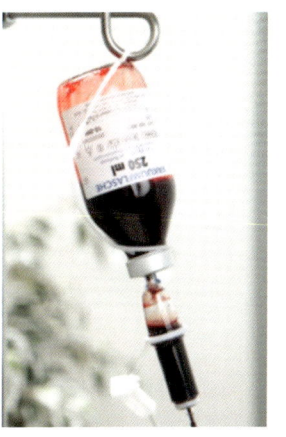

❹血液オゾンバイタルにより赤血球が活性化

また、血液とオゾンガスを撹拌する間に、オゾンガスはすべて酸素に変わります。つまり血管内にオゾンが入ることはありません。また、赤血球が活性化し、通常の赤血球よりも多く酸素を取り込むため、通常酸素を入れた場合に比べて、血液が赤くなります。

写真のように、血液オゾンバイタルの後では、白血球も赤血球も活性化した状態になります。

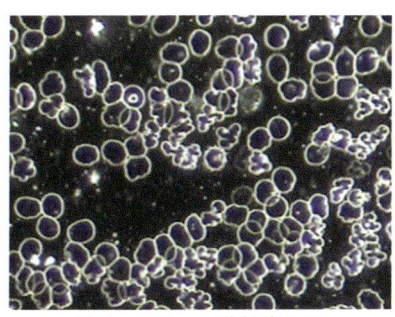

〈前〉有棘・連鎖状赤血球　　〈後〉円形・拡散赤血球

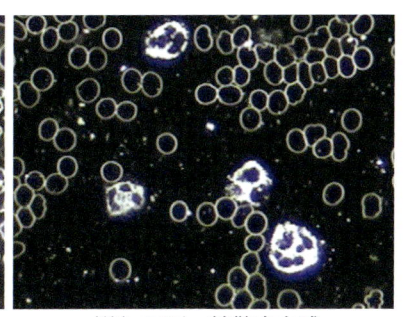

❺すべての臓器に遺伝子レベルで作用する

血液オゾンバイタルにより、血管の内皮細胞から一酸化窒素の合成酵素が作られ、それによって血管が広がり、血流もよくなります。そして体温も上昇します。

❻抗酸化酵素の増産

血液オゾンバイタル後は、慢性酸化ストレスへの抵抗性が向上します。SOD、GSH-Px、GSSGR、カタラーゼ、G-6PDなどの活性酸素を消す酵素は、年齢とともに減少していきますが、血液オゾンバイタル後は、それを自分で作ることができるようになります。低下した抗酸化力を回復させることができるのです。

グラフは、男性（55歳）の頻回の血液オゾンバイタル後のBAP（抗酸化力）の数値の推移です。回を重ねるごとに抗酸化力が上昇していることがわかります。

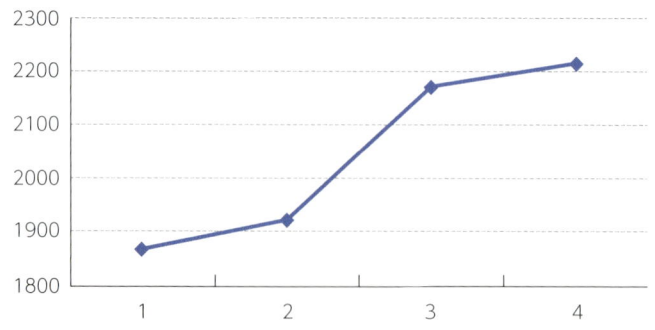

BAP（抗酸化力）の数値の推移
出所：一般社団法人日本オゾン療法協会（旧血液クレンジング普及会）

❼血液クレンジング療法の作用機序

血液とオゾンが混じり合うことで、血液中に過酸化脂質代謝物が増えます。これがマクロファージなどの細胞に作用し、最終的に転写因子から遺伝子の活性化が起こり、その細胞がサイトカインを分

泌することによって、リンパ球などが増えてきます。これで免疫が強化されてくるというメカニズムです。

❖ 6. 血液クレンジングの適応

❶疾患治療目的
このように自然治癒力を高めることで、さまざまな疾患に適応可能です。具体的には下記のとおりです。

- ウイルス感染疾患
- 虚血性疾患
- 網膜変性疾患
- 神経変性疾患
- 自己免疫疾患
- 各種のがんの治療・予防
- メタボリック症候群
- 線維筋痛症・慢性疲労
- 整形外科領域の疼痛症状

各臓器の機能を活性化させることでさまざまな治療が可能です。ただし、甲状腺機能亢進症（バセドウ病）は症状を悪化させるため、適応はできません。

❷ 病気の予防に活用できる血液クレンジング

(1) 老化と病気の予防に
- がん
- 心筋梗塞
- 脳梗塞
- 高血圧・高脂血症
- 感染症

(2) 健康をより健康に
- 慢性疲労・活力低下
- 神経を使い過ぎてストレスが多い
- 冷え症・肩こり・しびれなど
- 動脈硬化があり、心臓病や脳梗塞が心配
- 風邪をひきやすく、免疫低下
- がん家系で不安を感じる
- 細胞活性で老化防止希望
- 健康長寿を願っている
- 普段、アルコールやタバコが多い

症例1　C型肝炎ウイルス性肝硬変・肝細胞がん（59歳、男性）

画像：肝に約3cm大の結節3個と微小結節多数
治療：抗がん剤と頻回に電磁波治療
当院治療：血液オゾンバイタル＋高濃度ビタミンC

```
12月 AFP定量：1257.3      AST：104、ALT：68
 3月 AFP定量： 380.9      AST： 83、ALT：66
 5月 AFP定量： 188.7      AST： 63、ALT：48
```

症例2 前立腺がん（64歳、男性）

MRI、生検診断：腺管腺がん　PSA:4.3
当院治療：血液オゾンバイタル＋高濃度ビタミンC＋高α-リボ酸
12月 SPA：4.8
 3月 SPA：2.5　　　MRI：正常
 6月 SPA：2.8

❖ 7. 血液オゾンバイタルと糖尿病治療

❶糖尿病の合併症が進行

　血液オゾンバイタルは糖尿病治療にも活用されています。これは糖尿病の改善と合併症の予防が目的です。糖尿病の場合、合併症も懸念されます。

　糖化最終産物が炎症促進性サイトカインやマトリックスたんぱくの合成を刺激し、さまざまな悪影響を及ぼします。

　さらに慢性酸化ストレスが、血管や神経病変を悪化させてしまうこともあります。

❷血液オゾンバイタルで合併症予防

血液オゾンバイタルで、次のようなことが期待できます。

- 虚血組織へ血液と酸素運搬の増加
- 抗酸化系をアップさせ、慢性酸化ストレスを改善
- 元気感と多幸感、副作用なし
- インスリン分泌の改善と感受性を上げる

症例3　血糖値やHbA1cが短期間で改善

当院治療（2010年2月末〜）：
　血液オゾンバイタル
　電子免疫治療
　深部波動療法
　他の点滴（マイヤーズカクテル、気レーション）
　サプリメント（抗酸化、ミネラル、脂質代謝改善）

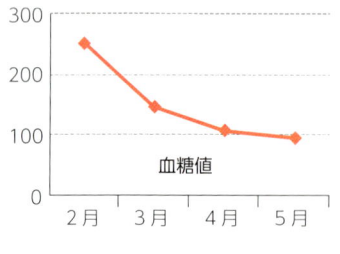

血糖値とHbA1cの数値の推移

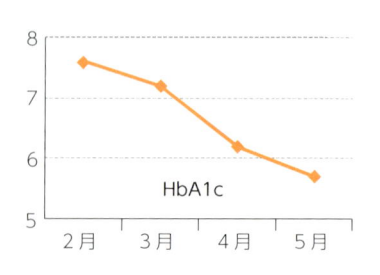

> **症例4** 糖尿病性壊疽
>
> 　糖尿病の合併症として、足裏に壊疽が出た患者さんです。5回ほどの治療で壊疽がなくなったという症例です。
>
> （治療前）　　　　　　　　（治療後）

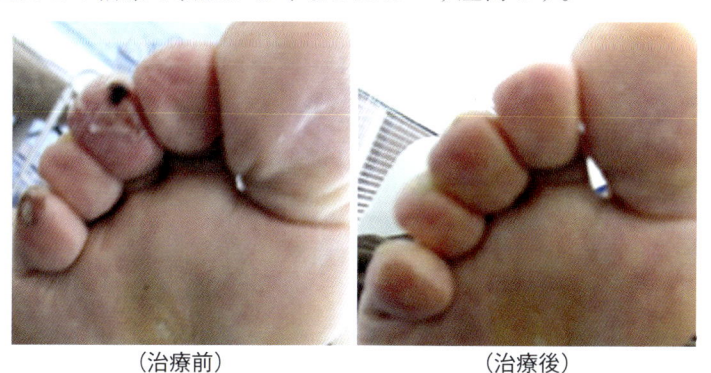

❖ 8. 予防医学の重要性

　従来の病気治療中心の医療には限界があることはご理解いただけたと思います。予防医療はとても重要です。

　予防医療の目的は、健康長寿とQOLの向上あり、それを統合医療として広めていくことが、今の日本には必要です。

　その統合医療のひとつとして、血液オゾンバイタル療法をご紹介しました。血液とすべての細胞の活性化により、自然治癒力の強化が期待できます。それによってあらゆる病気予防・治療・老化予防にも効果が期待できます。

　今後は、予防医療が日本の医療制度に組み込まれていくことが望ましいと考えています。

§6

やってよかった
バイオレゾナンス医学

Y.H.C. 矢山クリニック 歯科部長
佐藤　晃

愛媛県松山市生まれ。
2003年九州大学歯学部卒業。臓器別の現代医療に疑問を持ち、縁あって2010年より矢山クリニックに勤務。本当に病気を治すためには、歯科と医科の連携が不可欠であることを強く感じ、日々診療している。

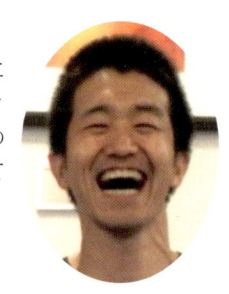

1. 考えるな、感じろ。

映画『燃えよドラゴン』のワンシーン。
少年に蹴り方を教えるブルース・リー。
「わかったか？」「そうだな……」
考え込む少年に一喝。
「Don't think feel！」（考えるな、感じろ！）

私は歯科医師になって13年、バイオレゾナンス医学会に入って8年目になります。
バイオレゾナンスとは何か──。8年たった今でも、正直に申しましてよくわかりません。しかし、毎日診療する中で、バイオレゾナンス法を用いた治療の効果を実感しています。
これから、私が出会った幾人かの患者さんについてお話します。読者の皆様もそこから何かを「感じて」いただければ幸いです。

2. 30年来の肩こりが治った

❶肩こりなのに歯科？
〈Aさん、66歳〉
「30年くらい腰痛と肩こりが続いていて、ずっと痛かったんです。整形外科に行ってもお医者さんから治らないって言われて、こちらを紹介していただきました」

矢山クリニックにいらっしゃったＡさん。全身の診察のあと、「歯を診てもらいなさい」と矢山利彦医師に言われる。

「私は肩こりでこちらに来たんですよ。しかも歯はすでに治療済みで、近くの歯医者さんで定期検診をしてもらっています」

「歯の金属から電気が出て交感神経の緊張が起きていますので、それは歯科で診てもらってください。身体のほうは医科が診ますから」（矢山医師）

こうして、矢山クリニックの歯科を担当している私がＡさんを診察すると、Ａさんの口の中は、一見するとしっかり治療されているように思えます。ただし、ほとんどすべての歯に、健康保険が適用されるパラジウム合金の銀歯が被さっています。水銀を含むアマルガムもありました。

唾液や飲食物などにさらされ、咬む力もかかる口腔内は、金属の腐食しやすい環境になっています。腐食した金属はイオン化して体内に取り込まれ、アレルギーなどの疾患を引き起こします。とくに水銀は毒性が強く、疲労、頭痛、うつ、精神障害などの原因となっています。

❷ 350 mV 以上のガルバニック電流

また、異種金属が混ざった歯科金属からは、電流（ガルバニック電流）が発生し、さらに腐食が進みます。当院で口腔内金属の電圧を測ると、平均 350 mV 以上でした。心電図検査において 3.5 mV 以上で心肥大と診断されることを考慮すると、その 100 倍です。無視できません。結果的に交感神経の緊張を引き起こし、生体の治癒力を低下させている可能性があります。

Ａさんには、金属を含め幅広いデトックス効果のある漢方薬と、頭重をよくする漢方薬を服用してもらいました。同時に、歯科金属をすべて外して、金属を使わない材料にやり替えました。

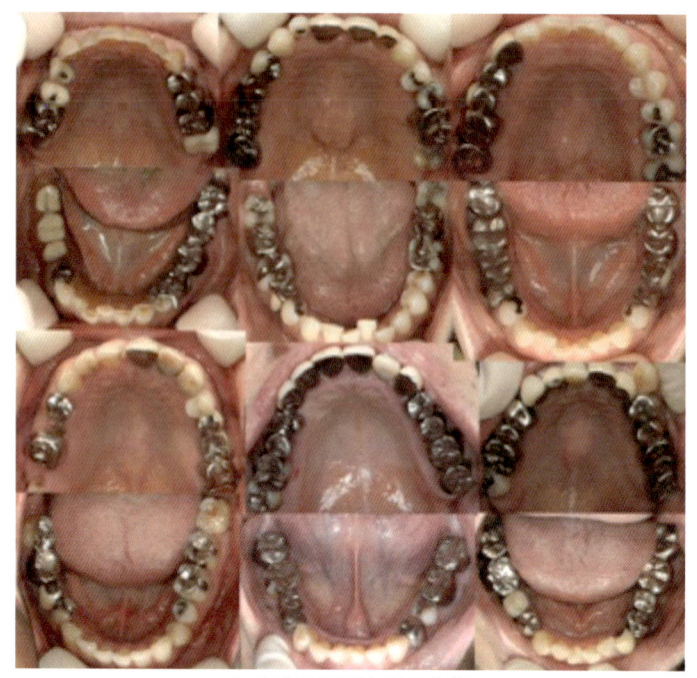

よく見る歯科治療の実態

　「歯の金属が交感神経を緊張させているといわれて、はじめは信じられなかったんですけど、実際１つ１つ外していくたびに、肩こりと腰の痛みが、"薄紙を剥ぐ"って言いますけど、"鉄板を剥ぐ"ようによくなっていったんですね。で、いつの間にか、肩がこっているとか腰が痛いとかを忘れて、そういえば腰が痛かったなとか肩がこっていたなとか、そんなふうに変わっている自分がいたんです。そして、最後に残っていた金属を外したときは、本当にスッキリしたんです。バンザイ！という感じです」
　Ａさんのように、体調不良は歯科が原因していたということは少なくないのです。Ａさんの腰痛や肩こりは、通常の医科ではなかなか原因がはっきりしません。関節や筋の障害か、血流悪化か、それともほかの原因か……。よくいわれる原因とは言えない原因に

「加齢によるもの」があります。しかし、Aさんの初期発症はまだ30代半ば、いちばん活力がある年代です。

このように、何が原因かはっきりしないとき、「歯科に原因があるのではないか」と考えてみることはとても重要です。

❖ 3. 一生治らないと言われたが……

❶化学物質に過敏に反応する酒さ様皮膚炎
〈Bさん、44歳〉

「蕁麻疹が両腕や足など、全身にできていました。石鹸の成分を全部調べて、無添加で大丈夫だと言われるものを探しても、顔を洗えば目の周りが真っ赤になって、ひどくなると、ほっぺたの毛細血管が浮き出るくらい、皮膚が薄くなっていたんですよ。石鹸でピーリングができるほどボロボロ剥けていました。茶碗を水だけで洗っても手の甲がヒリヒリしたりして、通常の生活が送れませんでした」

「皮膚科に行きましたが、通常のアレルギーだろうと言われて、蕁麻疹止めを飲みましたが、効果はありませんでしたね。皮膚科で言われた病名が『酒さ様皮膚炎』で、一生治らないだろうと言われていました。だけど、その原因や見解を聞いたときに、"どうも違う"と感じていました。自分では、歯の白い詰め物、いわゆるレジンというものを詰めたときから症状が出始めたんだなと思っていました」

矢山クリニックを訪れたBさん。さまざまな化学物質に対して過敏に反応する状態でした。矢山クリニックでは、医科では、炎症を抑える漢方を処方しました。歯科では、歯の金属から270 mVという強いガルバニック電流が発生して、交感神経の緊張を引き起こ

していました。また、歯に詰めたレジンからは、バイオレゾナンス法でアレルギーの反応がありましたから、歯のすべての金属とレジンを除去し、アレルギー反応の出ない材料（これもバイオレゾナンス法で選びます）と交換しました。

❷根本の原因を追究する医療

「普通に洗顔ができるようになりました。蕁麻疹や皮膚が虫刺されのように腫れて剥げていたのが一切なくなりました。頬のこわばりとかも一切なくなって、通常の生活を送れるんだっていうことを感じますね」とＢさん。

「一般の方々は、蕁麻疹ならすぐ皮膚科に行って、薬で治そうとしてしまう。でも、結局治らないで悪循環を起こしている。緊急を要する場合には、痛みを止めたり熱を下げたりという治療も仕方ないと思うんですよ。しかしながら、自分の身体と大事に付き合っていく場合には、どうして痛みが出ているんだろう、どこから熱はく

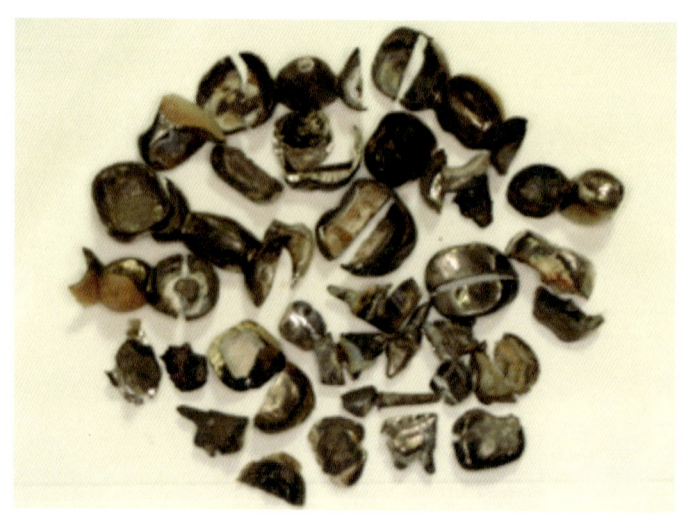

口腔内から除去した金属

るんだろうと原因を追究して治療をしていったほうがいいと思う。私の場合、歯が原因であるにもかかわらず"一生治らない"などと言われたりしました。皮膚の症状だけを見るのではなく、根本の原因の治療をしていくのが大事なのではないかと思いますね」

　Bさんは患者さんの立場から、率直に感じたことを述べてくれました。まさにバイオレゾナンス法は根本の原因を追究し、それに対処する医療なのです。

❖ 4. 身体が軽くなった

❶化学物質アレルギーとホルマリン反応
〈Cさん、33歳〉

　Cさんは5～6年前から全身倦怠と全身の痛み、気力の低下が続いていました。1年前、海外で虫歯になり、抜髄（歯髄を取る）治療を受けました。その後、全身の痛みが強くなり、帰国して歯の再治療をおこないましたが変化がなく、紹介されて矢山クリニックにいらっしゃいました。

　バイオレゾナンス法で全身の診察をすると、化学物質アレルギーとホルマリンの反応がありました。そして、治療中の歯からも同じ反応がありました。

　歯根管内の殺菌消毒には、ホルマリンクレゾール製剤がよく使われています。蒸発してホルムアルデヒドガスとなり、刺激臭を発します。殺菌力が強いので、人体にもよいものではありません。粘膜毒性があり、肺などの呼吸器や目などに影響が出ます。シックハウスの原因としても知られています。

　国際がん研究機関（IARC）では、発がん性リスクグループ1（ヒ

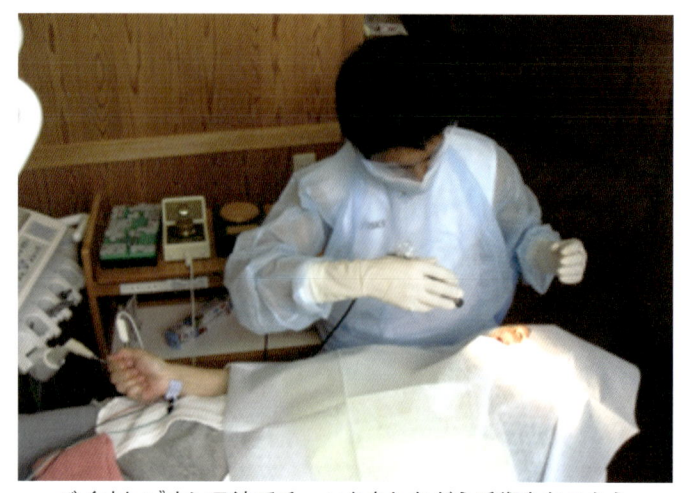

バイオレゾナンス法でチェックをしながら手術をおこなう

トに対する発がん性が認められる）にしている毒性物質です。その毒性は薬品の添付文書にも明記されていますが、歯科の現場では十分な配慮がなされていないのが実状です。

❷洗浄で化学物質を取り除くことができない場合は抜歯も

　Ｃさんは、バイオレゾナンス法でアレルギーとホルマリンの反応を確認しながら、歯根管内の洗浄をおこないました。しかし、反応が消えません。歯根周囲の骨まで深く薬剤が浸み込んでおり、洗浄だけでは取り除くことが困難であると判断し、抜歯することにしました。

　抜歯の際にも、バイオレゾナンス法で確認しながら、抜歯窩の掻把をおこないます。ラウンドバーで歯根周囲の骨を厚さ２ミリほど削って、反応が消えました。

　矢山クリニックでは、歯科と医科が連携して１人の患者さんを診ています。Ｃさんは、医科では、頭重、神経衰弱、精神不安、全身倦怠を目標に漢方薬を処方しました。

「歯を抜いた直後はすっきりした感じがありました。なんか少し身体が軽くなった気がします」とCさん。「自分の身体の声に耳を傾けることが大事だと思います。歯が本当に全身につながっていることを実感しました」とおっしゃっていました。

2012年に、ホルムアルデヒドが利根川に流出するという事故があり、大きく騒がれました。しかし、自分の歯の中にホルムアルデヒドが流出していることをどれだけの方が知っているでしょうか。

5. 7年間苦しんだ痛みからの解放

❶細菌感染と骨壊死の反応

〈Dさん、52歳〉

Dさんは、左上の歯ぐきが腫れ、近くの歯科医院で抜歯をされました。しばらくして、顔の左側が痛みはじめ、腫れ、熱も出ました。歯を抜いた部分に問題があるのではないかと思ったDさんは同じ歯科医院で診てもらいましたが、異常はないと言われました。しかし痛みの止まらないDさんは、大学病院の口腔外科で診てもらいましたが、そこでも「異常なし」。

その後7年間、Dさんは大きな病院などを転々としますが、取り合ってもらえず、再手術も拒否され、矢山クリニックにいらっしゃいました。

「もう首がパンパンで、左顔面が痛くて、目が痛くて、頭も左半分、後ろまで痛くて、痛みがひどいときはよく吐いていました。もう本当にどうにかなるのかなって、どうしようかなって思っていました」

口腔内は、一見すると異常がないように見えます。X線写真でも、明らかな異常は見られません。しかし、バイオレゾナンス法で診察

しますと、7年前に抜いた歯のあった部分とその隣の歯から、細菌感染と骨壊死の反応がありました。

❷画像診断ではわからないボーンキャビテーション

この骨壊死の状態は「ボーンキャビテーション」、または「NICO (Neuralgia Inducing Cavitational Osteonecrosis)：神経痛の原因となるキャビテーションを形成する骨壊死」などと呼ばれます。

キャビテーションとは、顎骨の中の穴であり、抜歯後骨がうまく固まらなかったときに形成されます。通常の抜歯法では、感染組織が完全に除去されずに残ってしまうことがあります。そのまま治癒不全を起こし、細菌や汚染のたまり場となって全身に悪影響を起こします。にもかかわらず、自覚症状がなく、画像検査（X線、CT）での判別が困難なため、ほとんど見過ごされています。

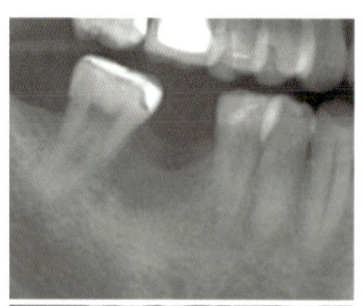

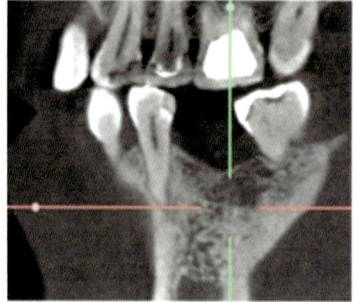

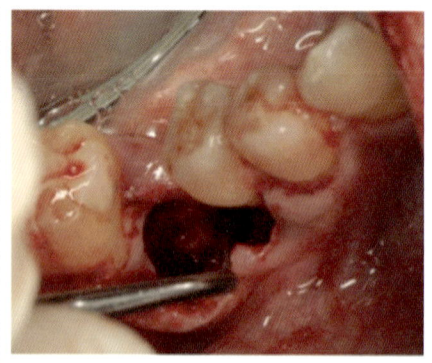

ボーンキャビテーションはX線・CTでもわかりにくい

Dさんには、矢山クリニックの医科で全身のデトックスをする漢方を処方しました。歯科では、ボーンキャビテーションの除去手術および隣の歯の抜歯をおこないました。手術の際には、壊死した骨と感染組織の取り残しがないように、バイオレゾナンス法でチェックをおこないます。

　「本当にスッキリしました。あの痛みがなくなってスッキリなので、こんなことなら早くから抜いておけばよかったと思って。ある程度痛みが残るのかなって思ったんですけど、それもなくて、よかったです」

　7年間苦しんだ痛みから解放されたDさんの感想でした。

❖ 6. すっきり起きられるようになった

❶ 根管治療歯から細菌感染、炎症、アレルギー、骨壊死の反応
〈Eさん、47歳〉

　「私は昨年の夏から、心臓が締めつけられるような鈍い痛みがときどき出るようになりました。動悸、息切れ、倦怠感があり、仕事もできなくなってしまいました。とても高価な漢方薬を飲んでしのいでいましたが、よくなりませんでした。1ヵ月前からは、腎臓も悪くなり、5分動いたらきつくなって立っていられなくなりました。また、夕方になると発熱し、朝方下がるという状態が10日間続きました」

　矢山クリニックにいらっしゃったEさん。まずは全身の診察です。身体全体と口の中から細菌感染の反応がありました。

　「全身倦怠に対しては漢方で治療しますが、歯にも問題がありそうなので、歯を診てもらってください」（矢山医師）

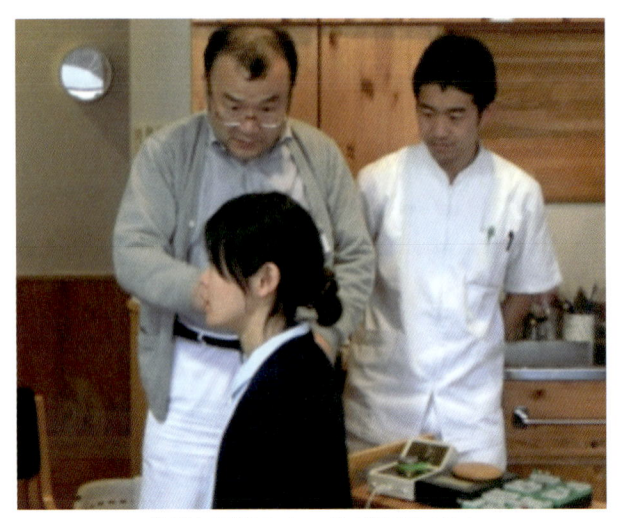

歯科と医科のタッグで難病に克つ
(矢山医師とともにバイオレゾナンスの研究)

「私の歯は治療済みで、定期検診にも通っていますよ」(Eさん)

「医科ではなかなかわからない問題が歯に存在することもあります。歯を診てもらいましょう」(矢山医師)

こうして歯科を受診したEさんの口の中は、一見すると何も問題がないように思えます。奥歯に4本、抜髄(歯髄を取る治療)をして根管治療をおこなった歯があります。痛みや腫れなどの症状はありません。X線写真でも、とくに問題はなさそうです。

しかし、バイオレゾナンス法で診ると、4本の根管治療歯から、全身の反応と同じ種類の細菌感染、炎症、アレルギー、骨壊死の反応がありました。

❷抜歯と歯根周囲の治療

全身のデトックスをおこないながら、根管治療歯を4本すべて抜歯し、バイオレゾナンス法で病的反応が消えるまで歯根周囲の組織を除去しました。

「私は、睡眠時間を長くしても疲労が取れず、すっきりしなかったので、いつも倦怠感がありました。抜歯後は、すっきり起きられるようになり、疲れても回復が早くなりました。心臓の違和感、朝の息苦しさも、少しずつなくなってきました。また、6年前から手の指がかゆくて血が出ていましたが、そのかゆみもほとんどなくなりました」とEさん。

「はじめは歯を抜くことに躊躇しましたが、先生の"あなたは重い荷物をいつまで背負っていくのですか?"という言葉が今実感できます。今まで体調が悪くて、何百万円も使ってきましたが、よくなりませんでした。根本の原因を取り除かないと本当の健康は取り戻せないと実感しました」

結果的にバイオレゾナンス法による医療はEさんにはよかったようです。しかし、ここで疑問に思われた方もいるでしょう。何も問題のなさそうな根管治療歯。本当に抜く必要があったのでしょうか?

❖ 7. 抜歯と根管治療を考える

❶ Think different

ここで、根管治療歯について少し説明します。

私が初めて矢山クリニックの歯科に伺った際、最も驚き、クレイジーだと思ったのは、根管治療歯の扱いでした。一般的に、歯は抜かずに残すのがよいと考えられています。どんなに悲惨な状況に陥った歯でも、あたかも全く病気がない歯のように見事に修復するのが、歯科医の腕の見せどころです。私も、その技術習得に情熱を燃やしていました。抜歯は、歯科医療の"敗北"を意味します。

しかし、矢山クリニックに来て、ひっくり返りそうになりました。手間暇かけて根管治療され、きれいに修復された歯。どう見ても治療が成功した歯を、惜しげもなくどんどん抜いていたのです。驚いたと同時に、「これだ！」と思いました。なぜなら、アップルコンピュータのCM"Think different"に出てくる「歴史を変えた人々はクレイジーと言われた」という台詞にお熱を上げていた私にとって、根管治療歯の抜歯は「歴史を変えるクレイジーなこと」だったからです。
　「馬鹿げていないアイデアは見込みがない」（アインシュタイン）

❷抜くべきか、残すべきか
　根管治療歯を抜くべきか残すべきか。歴史をさかのぼってみましょう。
　古くは紀元前4世紀ごろ、ヒポクラテス（医聖と呼ばれている）が歯を抜いて関節炎を治した例が残っています。6世紀頃から、ヨーロッパでは、医学的な教養も訓練も受けていない「香具師」によって、広場で抜歯が盛んにおこなわれるようになったそうです。そのころは、歯が痛くなれば抜いていました。抜かなくても痛みが取れるようになったのは、現在の根管治療の原型が作られた16世紀ごろになってから、とされています。
　1882年、ロベルト・コッホにより、結核菌が発見されました。細菌が病原体であることがわかると同時に、口腔内にもさまざまな病原性細菌がいることがわかってきました。
　1909年、フランク・ビリングが、感染性心内膜炎で死亡した患者の心臓から口腔連鎖球菌を発見。根管治療歯が他の臓器に病気を引き起こす原因になっているという「Focal Infection（病巣感染論）」が発表されました。
　1923年には、W.A.プライスにより、根管治療歯についての25

年間の研究結果がまとめられました。

> - 根管治療歯は完全に無菌化することはできない。
> - 歯根尖のX線透過部分は、通常"悪いもの"と思われている。しかし、じつは根管治療歯から出てくる毒に対して健康正常な免疫システムが反応している状態である。
> - 根管治療歯の細菌と毒素に対して、免疫力が速やかに効果的に反応できなければ、身体の弱いところ、ストレスのあるところを攻撃し、退行性疾患の原因となる。

その後、米国では、歯髄に感染が及んだ場合はすべて抜歯となっていきました。

「無菌化できないからといって抜歯するなんてのは、医者じゃない、香具師の仕事だ。無菌化にとことん挑戦するべきだろう」

歯科医療の衰退を危惧した米国歯科医師会は、1951 年『Journal of American Dental Association』（6 月号）で「病巣感染論の否定」特集を組みました。病巣感染論は姿を消し、「抜かずに残す」根管治療が復活。今でも、この流れはほぼ変わっていません。現に私も、矢山クリニックに来るまで、病巣感染論なんて聞いたこともなかったのですから。

しかし、1993 年、米国歯内療法学会設立メンバー、すなわち根管治療界のボスであるジョージ・マイニーは、『Root Canal Cover-Up（根管治療のウソ）』を発表、根管治療の問題を暴露すると同時に、一度は消えた病巣感染論やプライス博士の研究に再び脚光が当てられました。

❸異常信号をオフにする

日本では、2008 年に片山恒夫先生らにより、日本語版『虫歯か

ら始まる全身の病気』が出版され、この本のおかげで私たちの知るところとなりました。

　プライス博士の時代と比べると、近年の根管治療は目覚ましい進歩を遂げています。しかしながら、欧米のホリスティック（全人的）歯科医の中には、「根管治療歯はすべて抜く」と主張する先生もいます。どうやら根管治療歯の問題は、無菌化とは別のところにありそうです。

　2013年、故片山恒夫先生の意志を引き継ぐ恒志会の先生方が、マーク・ブレイナー著『Whole Body Dentistry』を訳されました。邦題は『全身歯科 ── 口から始まる全身の病気』（恒志会）。素晴らしい本です。歯科医も医師もぜひお読みください。その中で、ブレイナー先生は次のように述べています。

　「エネルギー信号的に考えると、根管治療歯の大きな影響は細菌によるものかどうかにかかわらず異常信号だろう。そうであれば、このよからぬ信号をオフにできれば、身体も許容できるのではないだろうか」

❹再び「考えるな、感じろ！」

　根管治療歯を抜くべきか、残すべきか。決着しそうにありません。しかし、「エネルギー信号」という新しい視点を加えれば、また違うとらえ方ができそうです。

　ところで、「エネルギー信号」とは何でしょう。これこそまさに、バイオレゾナンス医学会の私たちが日々診ている「生体共鳴（バイオレゾナンス）の反応」に他なりません。

　この歯にはどのくらい毒性があるか？　また、全身への影響は？

　その人が許容できるかどうか？　抜かずにどれだけ毒性を減らせそうか？

　私たちは、日々、患者さんの身体と対話しながら、難病に立ち向

かっています。バイオレゾナンスから、根管治療の新しい展開が始まりそうです。

「やってよかったバイオレゾナンス」——おわかりいただけましたでしょうか？
「そうだなあ……」
「考えるな、感じろ！」
歯科医も医者も今の自分の医療に疑問があったとき、患者さんやご家族の方が今の治療でなかなか根治しない、改善しないとき、ぜひ、バイオレゾナンス医学会の会員の先生のところにご相談いただき、バイオレゾナンス法による医学を実際に感じて、知っていただきたいと願っています。

§7

バイオレゾナンスにおける歯科医療の役割

杉本歯科医院 院長
杉本 叡

1970年、大阪歯科大学卒業。
霞ヶ関ポストグラデュエイコース（補綴学）講師。
米国歯内療法学会正会員、日本歯科研修研究協会（歯内療法学）講師、日本歯内療法学会理事、参与、専門医、指導医。
日本歯内療法学会・西日本前会長。

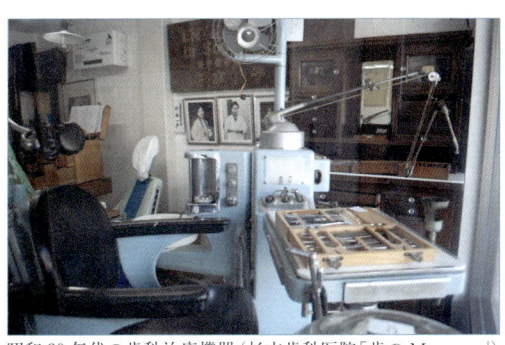

昭和30年代の歯科治療機器（杉本歯科医院「歯の Museum」）

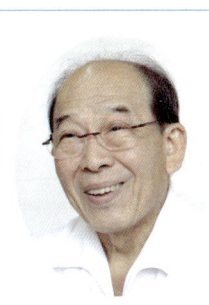

1. 歯の根っこの治療

　戦後、日本にはアメリカやドイツなどから新しい医療技術が、歯科の分野も含め、たくさん入ってきました。これが日本の医療を飛躍的に進歩させたことは間違いないと考えられていますが、果たして、これら海外の医療技術の普及は結果的に正しかったのでしょうか。私はバイオレゾナンス医学の勉強を進めるうちに、この疑問にぶつかりました。

　私たち歯科医は、毎日虫歯や歯の根っこなどの治療をおこなっています。治療の一環として抜歯することもあります。歯を抜くことは、抜いたあとどうするのか、どうやって抜くのかなど、方法も多様で、そこに歯科医のスキルのレベルが表れてくるものです。歯を抜いたあと、それが原因で全身的に体調を崩すこともあるのです。

　私は1975年〜1980年くらいまで、アメリカで歯内療法の勉強をしました。そのころのアメリカの歯内療法は、歯を治療したあとはきれいに掃除し、そこに詰め物をきれいに詰めて終わりです。治る・治らないは別問題、というものでした。

　そこで、当時の恩師で歯内療法の専門の先生と私が目指したことは「何とか治す方法はないか」ということです。歯の根っこをいかに処置すれば治癒するのか、3年ほどかけて研究しました。

❖ 2. 病気の原因群

❶病気の原因は大きく５つ

　矢山利彦先生が主張するように、病気には大きく５つの原因があります。このうち、「金属汚染」「潜在感染」「化学物質汚染」の除去は、私たち医療従事者の使命ともいえます。これらを除去しなければ、病気は一向によくなりません。

　これらの病因の除去をおこなっていると、毎日の医療活動がとても楽しく感じられます。来院される患者さんの顔が、回を追うごとに元気に、そしてきれいになっていくのです。歯肉の色もきれいになっていきます。つまり、患者さんがよくなっていく、治っていくのを見るのがとても楽しくなるのです。まさに「治すよろこび」です。

❷口腔内の化学物質汚染

　５つの病因のうち、とくに口腔内の化学物質汚染は深刻です。歯科医が根管治療で使う薬品のなかでも、EDTA（エチレンジアミン四酢酸）や水酸化カルシウムなどは、象牙細管に一度でも触れさせると、そこから象牙質がたんぱく変性を起こして腐敗していきます。それがメルカプタンという物質に変わり、象牙細管を通って歯周組織に出て、全身に回ります。全身に回ると、これは神経毒なので不定愁訴につながってしまいます。

　原因を取り除くことをせず、対症療法ばかりをやっていくと、どんな病気もいつまでも治りません。ですから早めに歯科医院でメルカプタンを除去する治療を受けなければなりません。

❖ 3. 歯科医にできること

　歯科医にはできることとできないことがあります。たとえば、骨折や皮膚の傷などは、再生させて元どおりにすることはできます。しかし虫歯などで穴の開いた歯は、歯科医といえども元にもどすことはできません。

　では、歯科医にできることは何でしょうか。私は次の5つだと考えています。

---

(1) 感染しない治療
(2) 歯肉・歯槽骨を治す
(3) 歯の再生
(4) 口腔内の治る力を阻害する物質の除去
(5) 咬合を正しくする

❖ 4. 墨汁標本

　次の写真は「墨汁標本」と呼ばれるものです。歯の根っこの部分の歯髄があった部位を示すものです。天然歯を脱灰し(エナメル質、セメント質を取り除いて象牙質にする)、そこに墨汁を染み込ませます。すると歯髄の部分にだけ墨汁が入っていきます。すると処理できない感染部位が見つかってきます。

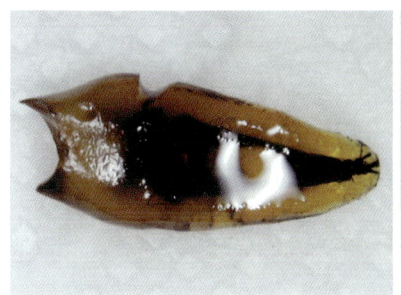

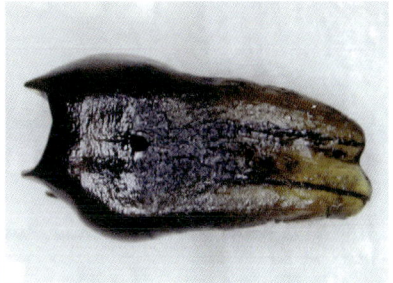

§7 バイオレゾナンスにおける歯科医療の役割

墨汁が染み込んだ状態

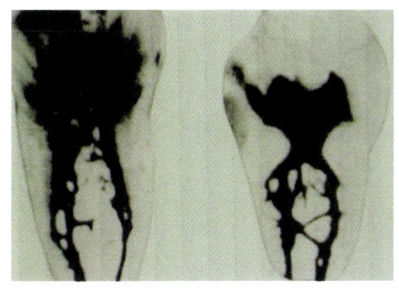

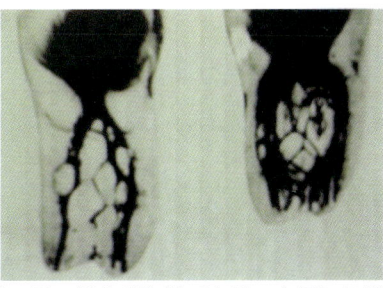

象牙質を漂白して裏から光を当てた状態。黒い部分が歯髄であり、容易に処置できないことがわかる。

❖ 5. 歯科における非金属（ノンメタル）治療

❶非金属でクラウンはできるか

　歯科治療で使われるクラウン（被せ物）は、これまでは金属が主流でした。しかしご承知のとおり、金属製クラウンは金属汚染の元凶です。ならば非金属でクラウンを作ればよいということになります。

　まずプラスチックはどうでしょうか。プラスチックはビスフェノールAが溶け出して人体に有害ですし、柔らかすぎます。ポー

セレン（セラミック）はどうでしょう。これらは咬合に問題が生じます。ジルコニアも同様です。またセラミックやジルコニアは、これを接着する材料がありません。レジンセメントは固まったあと、モノマーが溶け出します。そこに唾液や口腔内の微生物が入り込み、セメントをした箇所はすべて感染してしまいます。

❷厚生労働省も認めた金属素材の危険性

　2016年4月1日、日本の厚生労働省は歯科治療の材料としてアマルガムの使用を禁止しました。アマルガムには水銀が入っています。水銀が人体に有害であることは水俣病を持ち出すまでもなく危険であることは知られています。厚生労働省の措置は当然ともいえますが、これがなんと世界初のことなのです。

　また、厚生労働省では2016年6月1日から、歯科治療における金属使用について「安全性が確認されておらず、使用については注意を要する危険物」として注意を促しています。これは2014年6月に制定された法律の施行によるものですが、数年後には「使用禁止」になると思われます。

　今まで歯科治療の主流であった金属材料はようやく危険物として認識され始めました。

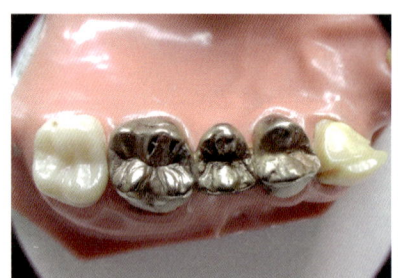

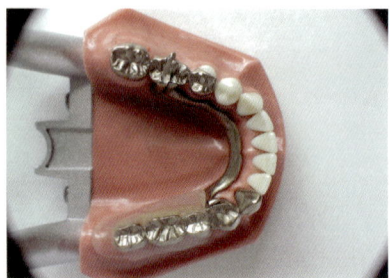

金属のクラウン

§7 バイオレゾナンスにおける歯科医療の役割

❸人体にやさしいハイブリットのポーセレン

　人体にいいものや咬合などを考慮して、使える材料としては、ハイブリッドのポーセレンがよいでしょう。これはセラミックとプラスチックを混ぜたもので、ビスフェノールＡの配合量が４～６％のものを使います。完全重合でゼロになるような材料なので、口腔内で環境ホルモンが発生することはありません。土台部分にもそのような材料を使っていけば安全です。

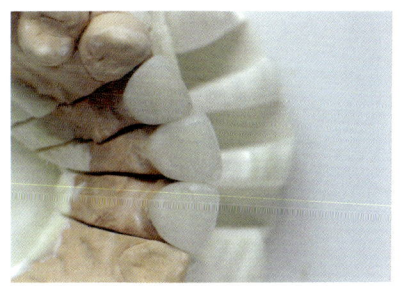

ハイブリッドのポーセレン

❹日本製のエステニア、アメリカ製のベルグラス

　現在、日本には、セラミックとプラスチックを混ぜた材料が20種ほどあります。そのうちモノマーが少ないもので、日本製の「エステニア」というものがあります。また、アメリカ製の「ベルグラス」というものもあります。これらを３～５回ほど重合させると、ビスフェノールＡとモノマーがなくなります。するとセラミックなどと同じものになってくれます。固さも天然歯と同じレベルになります。

❺ブリッジはコンストラクトで

　これで補綴をおこなっていきます。単幹の場合は１本でいいのですが、一歯欠損、二歯欠損の場合はブリッジしていくことになります。その際はアメリカ製の「コンストラクト」というものを使います。これはコンポジットによる歯冠修復材料の内部補強の目的で考案された、超高強度ポリエチレンファイバーです。アメリカンフットボールの選手が装着しているプロテクターに入っている素材と同じもので、金属の５倍以上の強度があると言われています。

❻入れ歯はアクリショットで

　また、取り外しのできる入れ歯も、「アクリショット」というビスフェノールAが入っていないプラスチックで作れば、患者さんにとって環境ホルモンのない入れ歯にすることができます。

❼インプラントはワンピースで

　写真はジルコニアのワンピースのインプラントです。これは繋ぎ目がありません。チタンのインプラントは繋ぎ目が2〜3ヵ所あります。その部分はネジで繋ぎとめているため、そこにはメルカプタンが発生しています。つまり、毎日メルカプタンを食べているのと同じということです。当然、身体によくありません。これが口の中にあるために、不定愁訴が多いという患者さんもいます。

　写真のものはワンピースなので、その点での不安は大きく軽減されるでしょう。

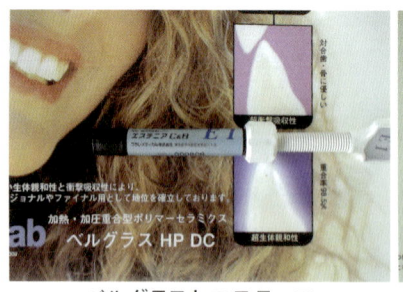

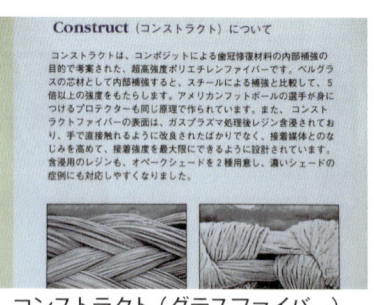

ベルグラスとエステニア　　　コンストラクト（グラスファイバー）

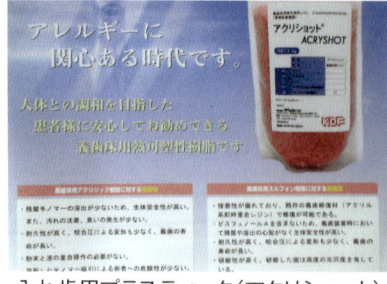

入れ歯用プラスティック（アクリショット）　　ジルコニアのインプラント

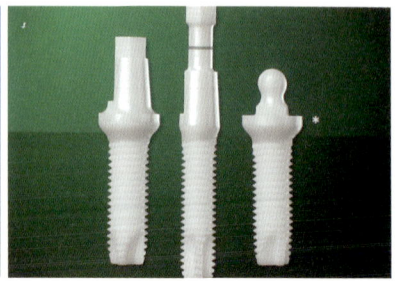

§7 バイオレゾナンスにおける歯科医療の役割

❽歯髄の処置は難しい

　下の写真は歯の歯髄です。黒い部分が歯髄ですが、これらを100％処理するのは不可能です。治療の道具が通る部分は処理できますが、そうでないところはまず無理でしょう。複雑に張り巡らされているため、手を加えることができません。

　ところが、この歯髄の処置の仕方いかんで、全身への影響の有無が左右されるわけです。

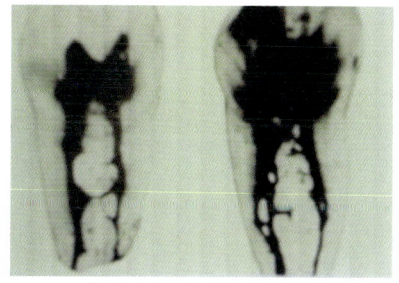

歯髄の状態（黒い部分）

❾歯髄の長さを測定しなければ治療できない

　ではどうすればよいのでしょうか。下の図をご覧ください。歯髄を取ったあと、根の先の治療をおこない、あとは生物的に治るようにしていきます。

　セメント質で根っこの先に閉鎖を生じさせるに

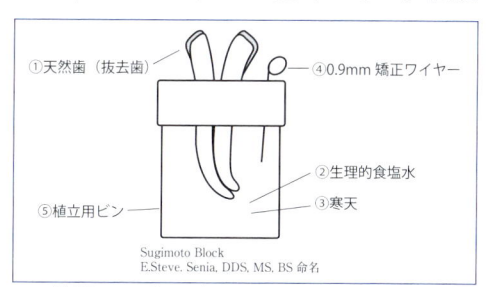

①天然歯（抜去歯）
④0.9mm矯正ワイヤー
②生理的食塩水
③寒天
⑤植立用ピン

Sugimoto Block
E.Steve. Senia, DDS, MS, BS 命名

練習用の道具（長さを測定したりする）

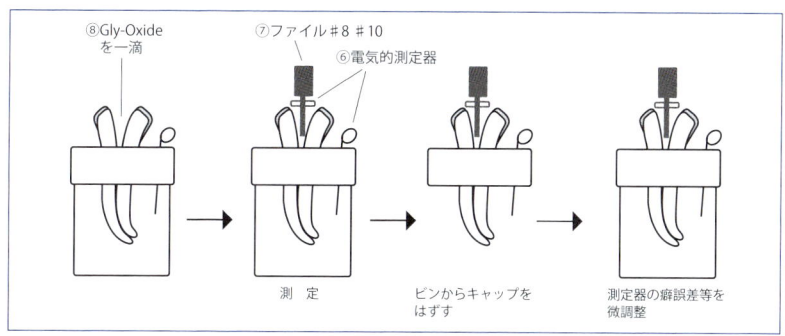

⑧Gly-Oxide を一滴
⑦ファイル♯8 ♯10
⑥電気的測定器

測　定 → ピンからキャップをはずす → 測定器の癖誤差等を微調整

測定方法の手順

133

は、根っこの長さ、つまり歯髄の長さを測らなければなりません。そのうえで、その歯をどのようにきれいにしていくか、ということなのです。

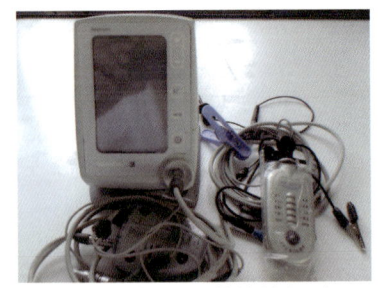

写真は、実際に長さを測り、セメント質で根っこの先（歯髄と歯周組織の境目）に閉鎖を生じる訓練をする道具と、長さを測定する機器（アメリカ製とイスラエル製）です。

測定器（正しい数値が出る）

⓾人体に無害な薬品を使用

歯髄の中に貼薬を施すわけですが、その薬が根管内に残ってしまうと、全身的に悪影響を及ぼします。

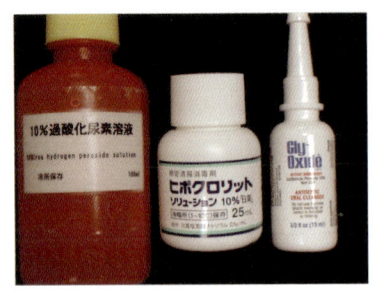

写真は私が歯内療法で使用している薬剤です。次亜塩素酸ソーダと過酸化尿素、これをグリセリンで混ぜて治療します。また、アメリカ製ですが、この両者を混ぜたグリオキサイドもあります。いずれも人体への影響はありません。根管内貼薬や根管充填のシーラーなどは必ず人体に影響を及ぼすので、使用しないことです。

⓫ FLSB と MAR の関係

さて、歯髄の長さがわかったら、次は歯髄の太さを把握します。太さがわからなければ十分に形成できません。根っこの先（歯髄と歯周組織の境目）から 0.5 mm 短カリのところの象牙質は、削られると治ろうという免疫反応が起きます。そこで根っこの先（歯髄と歯周組織の境目）はセメント質で閉鎖しようということなのです。

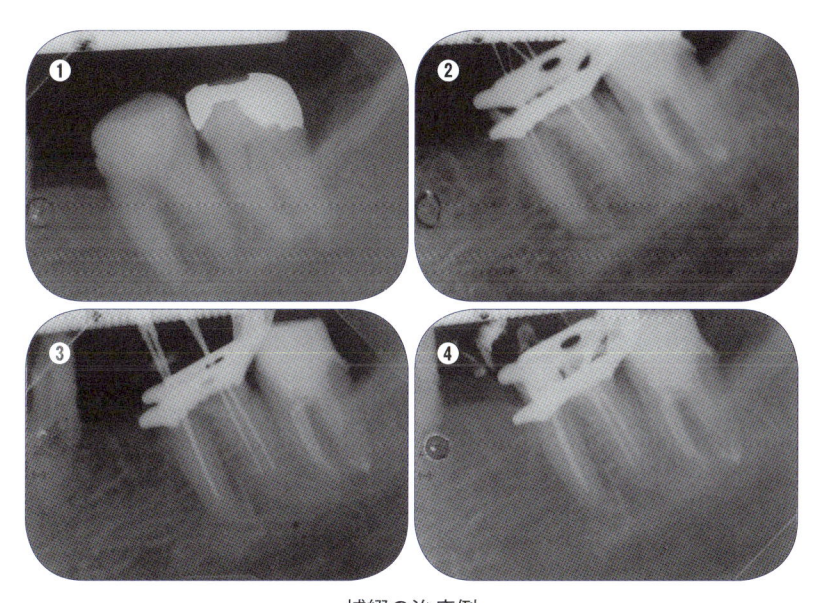

§7 バイオレゾナンスにおける歯科医療の役割

補綴の治療例
①：何もしていない状態、②：歯髄の長さを測る、③：根管の中がきれいになっているかどうか確認する、④：根管に薬品を充填した状態

⑫歯内療法と補綴をしっかりと行う（治療例）

こうして準備ができたら、次は補綴治療をしっかりおこないます。

⑬セメント質に変われば完治

写真は、根っこの中に詰めた薬とセメント質、神経が少し残っています。これも年月がたつと、セメント質が神経を小さくしていき、すべてセメント質という生物に変わります。この段階まできて「完璧に治った」ということになります。

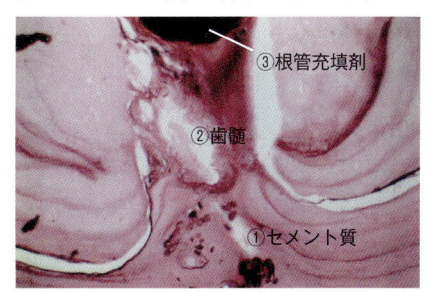

この状態を目指して治療す

③根管充填剤
②歯髄
①セメント質

抜歯した歯を染色して標本にしたもの

ればいいのですが、中には深く削って薬をたくさん入れてしまう歯科医もいます。すると薬が邪魔をして、セメント質ができなくなってしまいます。そしてその薬がここで分解されないかぎり、治るということはありません。

　以下は歯周病の模型の写真です。歯がきれいに並んでいれば、ブラッシングは効果があるのですが、写真のような状態だと、それができません。

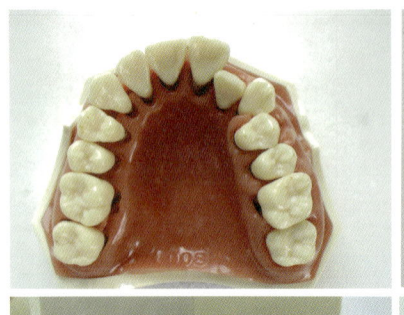

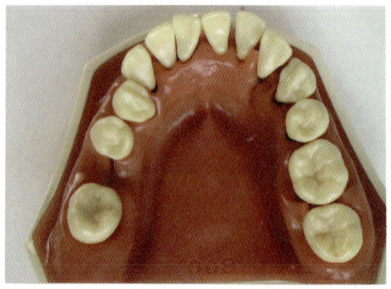

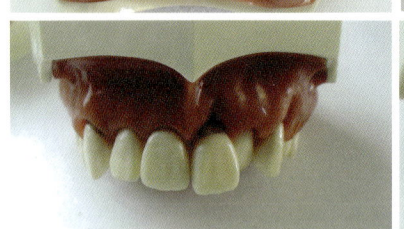

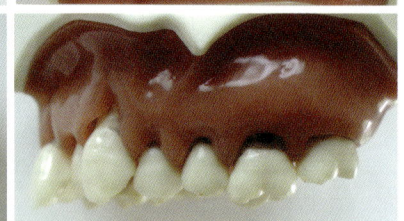

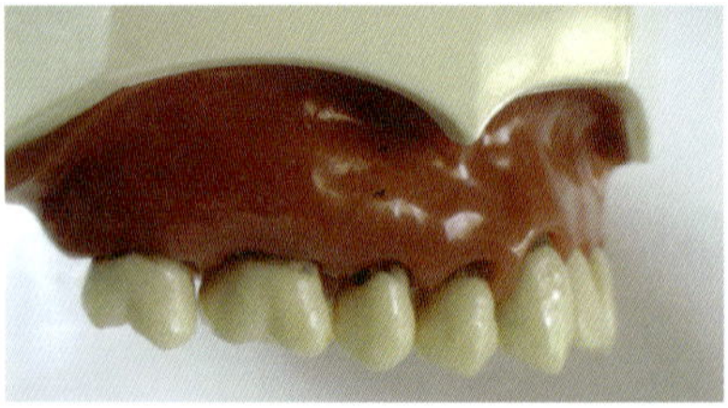

　右の写真は歯の根っこの中に入れる薬品です。いずれもよくないものばかりです。左上から、フェノールカンフル、ホルマリン、ヨードホルムと水酸化カルシウムを混ぜたもの、そしてヒ素です（※５年前に使用禁止になった）。

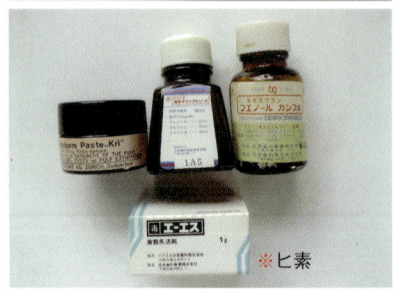

§7 バイオレゾナンスにおける歯科医療の役割

> ヒ素が劇薬であることは知られています。それでも歯科治療で使われてきたのには理由があります。敗戦後、日本国内では、よい麻酔薬が手に入らず、そのためにやむを得ず神経を麻痺させるヒ素が使われたのです。また、その使用にあたっては、歯科医の経験と勘に任されていました。

❖ 6. ゼロ・サーチによる診断

症例1 レントゲン写真とゼロ・サーチでできる診断

写真は正面と側面からのセファログラムです。ボーンキャビティとメルカプタンが見られます。あちこちの歯周組織がやられています。なお、ボーンキャビティとメルカプタンはレントゲンではわかりません。

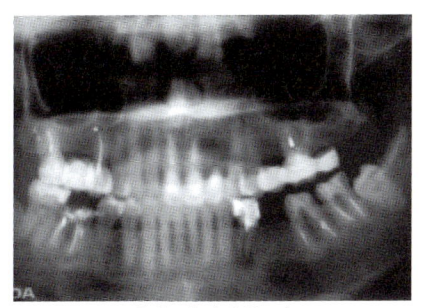

全体（パノラマ）

横から見ると、奥歯はほとんどかぶせられています。こういう人は、歯の位置が低くなり、顎関節が動かなくなっていきます。

また、正面の2点目を見ると、あごの形が左右非対称である

137

ことがわかります。これも咬合を治し、関節を治すと正常になってきます。

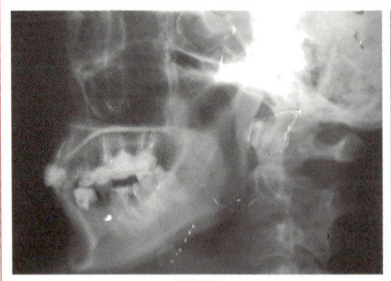

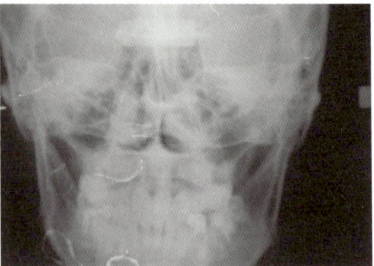

側面　　　　　　　　　　　正面

症例2　膠原病(こうげん)

　写真は膠原病の治療の際の、咬み合わせの模型です。横から見ると、咬み合わせがかなり悪い状態なのがわかります。膠原病になってから22～23年がたっているという患者さんです。ゼロ・サーチで調べたところ、パラジウム、メルカプタン、ボーンキャビティ、水銀などの反応が、胸腺と肩、

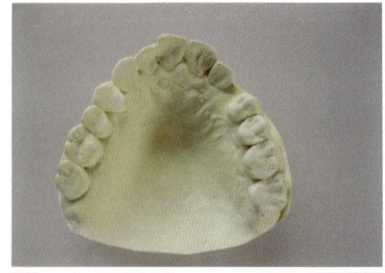

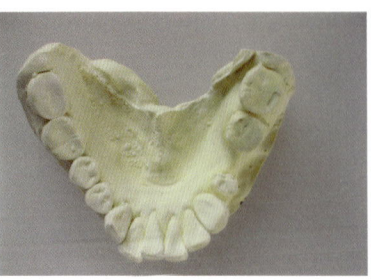

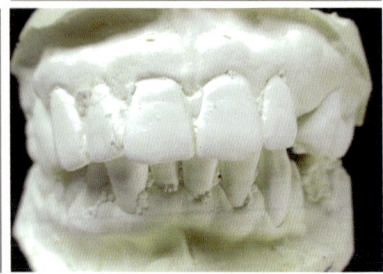

石こうで歯形をとり、咬み合わせや歯の状態をみる（次ページ上2点も）

138

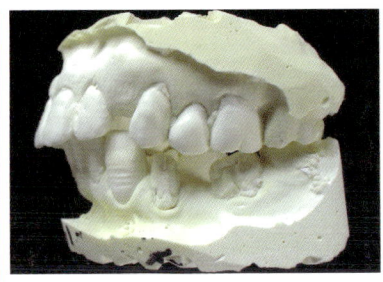

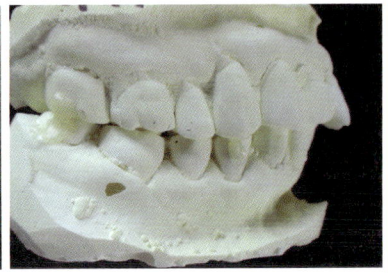

§7 バイオレゾナンスにおける歯科医療の役割

指、膝、肘などにありました。この患者さんと相談のうえ、内科でもらっている膠原病の薬の服用をやめてもらいました。

セファログラムを見ると、すべて感染しているのがわかります。横から見ると、奥歯が低いせいで顎関節が詰まってしまい、上の前歯が出っ張っています。そして顎が一方にずれていっています。

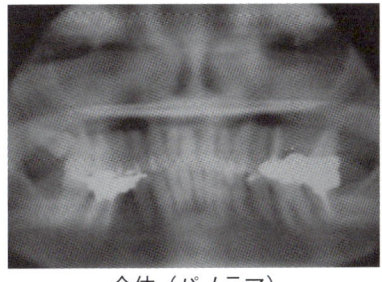

全体（パノラマ）

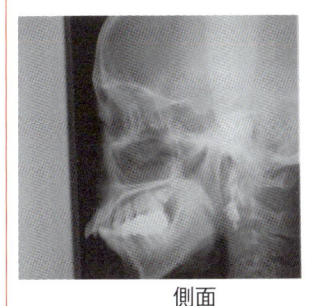

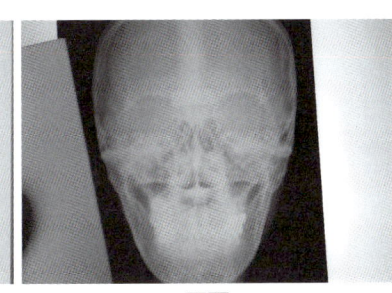

側面　　　　　正面

139

❖ 7. 咬み合わせの問題

❶発達の段階での咬み合わせが重要

　子どもの歯が生えそろっていく段階で、咬み合わせの問題が生じてきます。

　永久歯として生えてきた上下の第1大臼歯がまだ咬合していない間は、すり減った乳歯で噛んでいきます。この乳歯がほとんど咬耗して真っ平らに近い状態になったときに、6歳臼歯が生えてくるのです。このとき、この第1大臼歯の状態に合わせて顎関節が仕上がっていきます。

　前歯部の乳歯が真っ平らにすり減ったころ、ここに永久歯が生えてきます。前歯部の生え方で、顎の下から前へ出す動きができあがってきます。そのときにいろいろな動きをしているかいないかで、さまざまな問題が生じてきます。

　次に最後の第2大臼歯が生えてきます。これに大きな問題が起きてきます。これが斜めに生えてしまって、外傷性咬合が起きるのです。

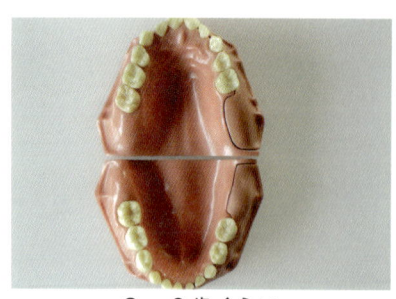

3～6歳くらい
（これから奥歯が生えてくる）

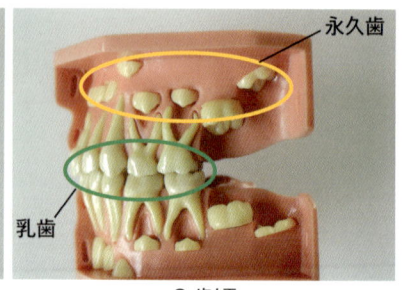

3歳頃
（乳歯と永久歯が混在）

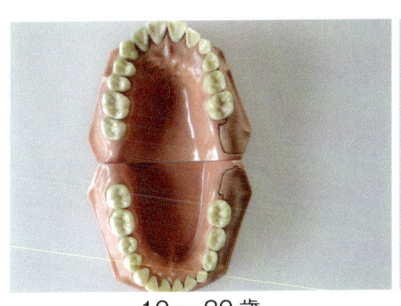

10〜20歳 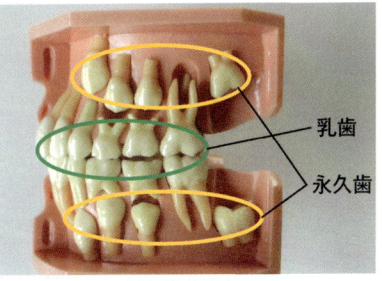　　　　　　　　10歳くらい

乳歯
永久歯

❷咬合の調整

　歯肉のすぐ下に歯槽骨があります。その歯槽骨と歯の根っこの間にはわずかな隙間があります。ここに両者を繋ぐ歯根膜という線維性のクッションがあります。

　歯根膜は、噛んだときの圧力のコントロールもおこなっています。噛むと歯は上からグッと押されます。このとき、歯槽骨に伝わる圧力が快適な状態を保つようにコントロールしているのです。

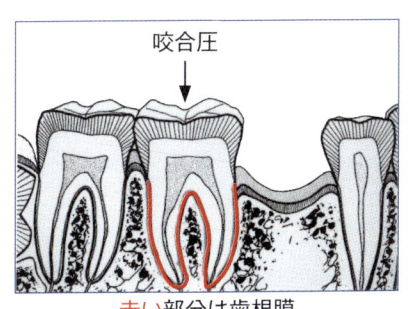

咬合圧

赤い部分は歯根膜

　では、快適な状態とはどのようなものでしょうか。血圧の高いほうと低いほうの間で咬み合わせがコントロールできている状態が、もっとも血流がよくなります。この上下血圧の範囲内で咬合を調整することで、歯周病も防ぐことができます。

症例3　悪い咬み合わせ

　下の写真は正面と側面からのセファログラムです。顎がずれているのがわかります。右側ばかりで噛んでいるのでしょう。顎の関節部分にゼロ・サーチをあてると、炎症を起こしていることがわかります。ノルアドレナリンが出ていますが、患者さんは自覚していません。

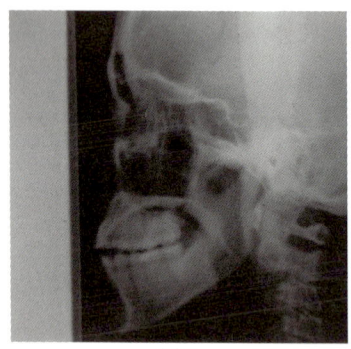

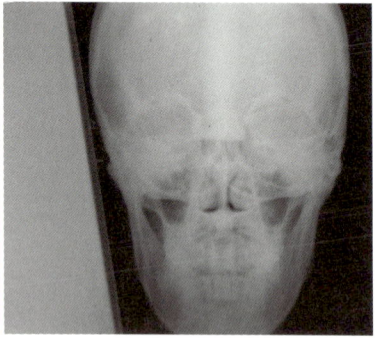

側面　　　　　　　　　　正面

症例4　咬み合わせの悪さからくる不定愁訴

　写真は咬合の模型です。前歯部に激しい摩耗が見られます。臼歯部がどこかで外傷性咬合を起こしているのです。そのため、就寝中に、そこを減らそうとして動かしているわけです。その分、前歯部に副作用的に摩耗が進みます。
　これは奥歯の咬み合わせを安定させることで治ってきます。いくら歯肉に処置をしても、このような咬み合わせの問題に対

普通に噛んだときの状態

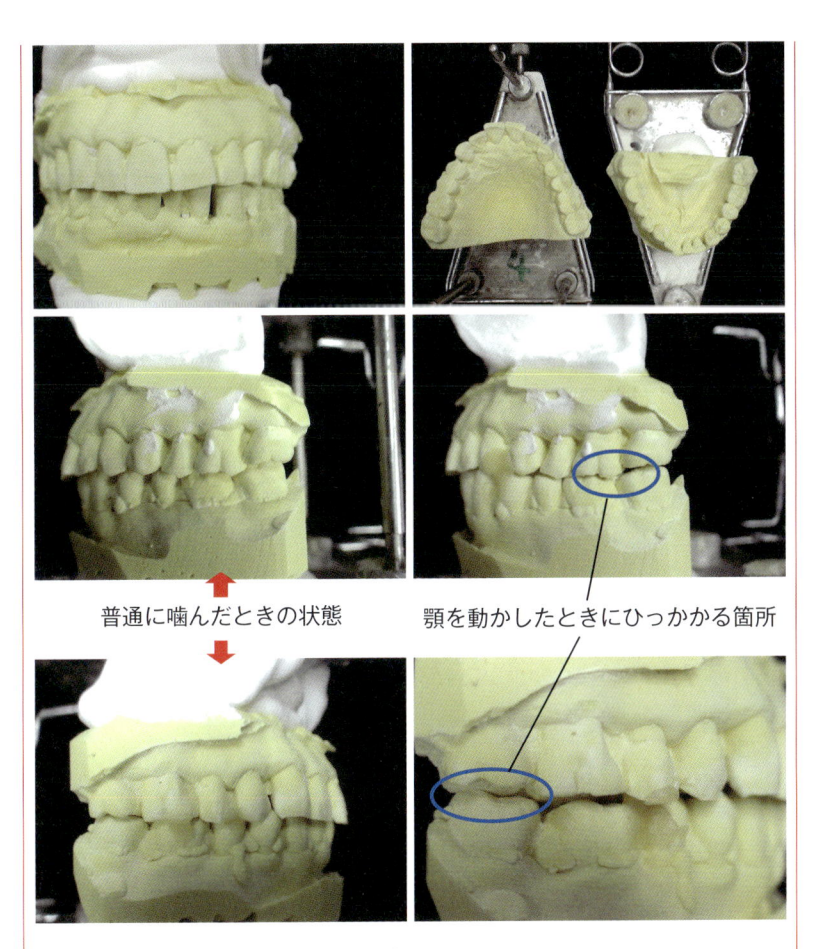

顎を動かしたときにひっかかる箇所

処しなければ治ることはありません。

　咬み合わせが悪いと就寝中の調整により、これが負担となって不定愁訴の原因になっている場合が多いのです。これが原因の場合、咬み合わせをよくすれば不定愁訴はすぐに消えます。

症例5　咬み合わせ

　右のセファログラムは、ジルコニアのクラウンが入っているケースです。これも咬み合わせを安定させてから根っこの治療をしていきました。ジルコニアは硬すぎるので、咬み合っている歯に負担がかかり、歯が壊れたりします。

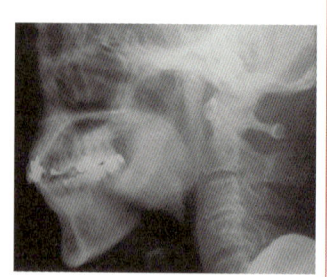

側面

症例6　顎のずれ

　この患者さんも左側ばかりで噛んでいるのでしょう、顎が左にずれているのがわかります。このずれは、関節に異常がないかぎりは無理に治す必要はありません。側面から見ると、咬み合わせが低くなっていることがわかります。

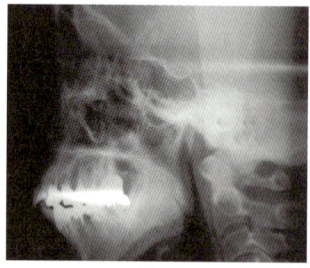

側面 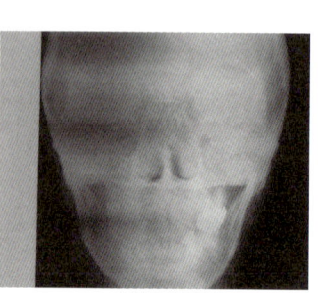　　　　　　　　正面

> **症例7** 奥歯の咬み合わせ
>
> 奥歯があたっています。この周囲の歯周組織と関節が動いていないようです。そのうち口が開かなくなるでしょう。
>
> 普通に噛んだときの状態　　顎を動かしたときにひっかかる箇所

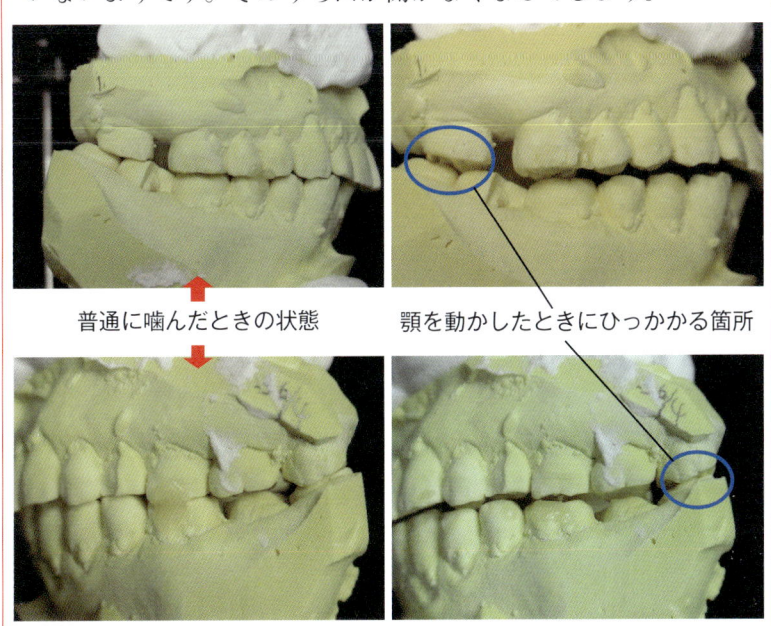

❸被せ物の材質と歯内治療

「5. 歯科における非金属（ノンメタル）治療」のところで述べましたが、金属の危険性が知られるようになり、ノンメタルの材料が増えてきています。電気が流れない材料としては、現状、ジルコニア、プラスティック、セラミックしかありません。さらにそれぞれ硬すぎたり軟らかすぎたりする欠点があります。このため、セラミック＋プラスティックのポーセレンも開発され、使用されつつあります。しかし、どんなにすぐれた歯科材料を使っても、歯内治療がしっ

かりできていないと、いろいろな不具合が生じるのです。

❖ 8. 正しい根管充填

　根管充填剤の入れ方を間違うと完治しません。適切な場所に適切な根管充填剤を入れれば、あとは歯自体が治そうとしてセメント質が入ってくるのです。治療はそれを手助けするようにするとよいでしょう。この方法以外の根管治療は誤りです。

症例 8　正しい根管充填の例①

　写真は歯を抜いたあとの病理切片です。充填剤が見えます。外側は、セメント質が入り込んで封鎖しているのがわかります。多くの歯科医は、ここに根管充填剤という薬品を詰めてしまうために、薬品が邪魔をして、生物的にここが治らないようになってしまいます。それが咬み合わせの問題で再発にもつながります。

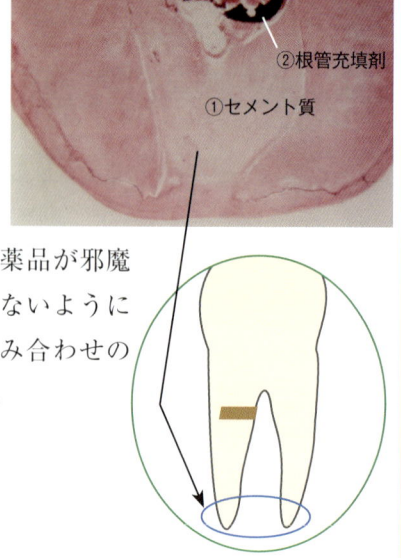

②根管充填剤
①セメント質

§7 バイオレゾナンスにおける歯科医療の役割

症例9 正しい根管充填の例②

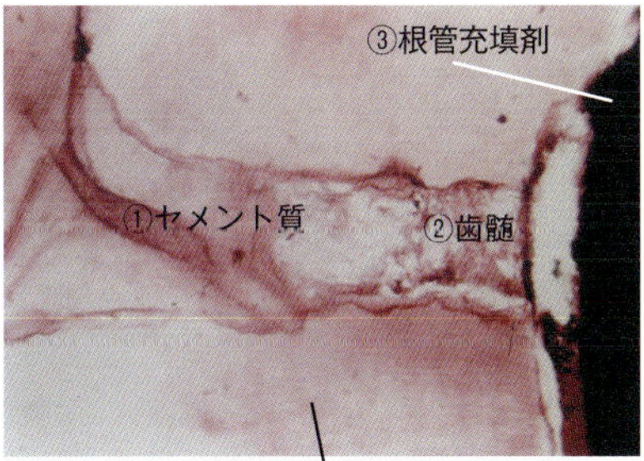

次の写真は側歯という処理ができない部分です。横に神経が通っていますが、歯髄がまだ残っています。セメント質が中に入り込んでいっているのがわかります。ある程度年数がたつと、歯髄がなくなり、セメント質がすべて埋めてくれます。この歯髄が全身的に影響を及ぼすことはないでしょう。

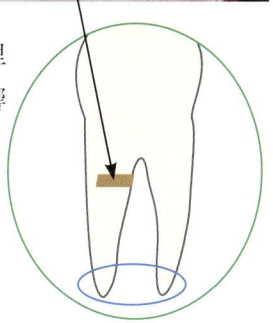

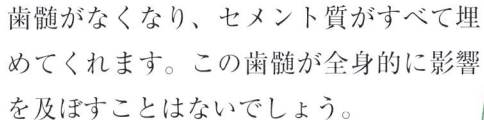

①セメント質　②歯髄　③根管充填剤

147

§8

病気治療は根本治療から

医療法人 杉田歯科医院 院長
杉田 穂高

1987年、東京歯科大学卒業。
日本根本治療法協会理事、バイオレゾナンス医学会黒帯会員、顎顔面育成学会会員。
対症療法ではなく、根本療法を基軸に口腔環境を整え、食事、冷え取り、住環境の改善指導をおこなっている。
高温低下記憶療法を考案。ボーンキャビティ除去手術、メタルタトゥー除去手術を日本で最初に手掛けた。難病患者も来院している。
できるだけレントゲンは撮らない、薬は出さない、防腐剤入りの麻酔、フッ素、ホルマリンを避けるなど、身体にやさしい医療を目指している。
アメノウズメとして、インターネットや講演会で日本復興のための政治活動もおこなっている。

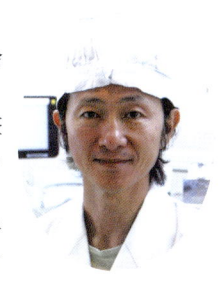

❖ 1. 医食同源～食べ物が身体を作り、食べ物で病気になる

❶自然栽培の食物は腐らない～病気のヒントがここに

　3月11日の東日本大震災のあと、原発のメルトダウンを確信した私は急遽九州に行くことになり、自宅の炊飯器で炊いたごはんを食べずに放置したまま、8日間外出していました。

　ヨウ素の半減期の8日後、自宅に戻って来て炊飯器を開けてみたところ、見た目はとくに異常はありません。腐った臭いはありませんし、色も普通です。私はこれでチャーハンを作って食べましたが、4時間経ってもまったく問題ありませんでした。

　私が炊いたごはんは、自然栽培米だったため、腐っていなかったのです。自然栽培とは、農薬はおろか、肥料も使っていません。これが普通のお米だったら、こうはいかなかったでしょう。

　たとえば自然栽培のキュウリは、時間が経てばボトリと土の上に落ちはするものの、そのまま数ヵ月放置していても腐りません。普通のキュウリだと、冷蔵庫に入れていても1週間ほどで腐ってしまうのにです。

　この違いに、じつは病気のヒントが隠されているのです。

❷脊湾児童の増加

　最近、背中が曲がっている（脊湾）子どもが増えています。コルセットを付けるなどの治療がおこなわれるようですが、そもそも脊湾の原因は何でしょうか。

　たとえば、うなぎ。養殖のうなぎは、成長ホルモンを使って育てるため、本来は何年もかかって成長させるべきものを、その3分の

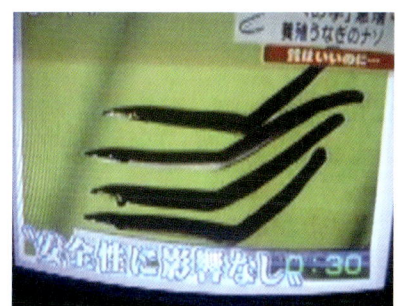

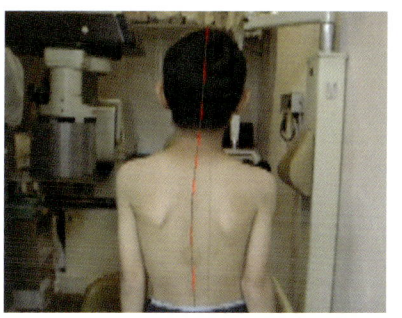

養殖うなぎ脊髄湾曲　　　　　　側弯（脊髄湾曲）

1ほどのスピードで育てるわけです。すると、骨と皮膚の成長スピードにアンバランスさが生じ、身体が曲がってしまうのです。このようなものを子どもが食べ続けたら、子どもの背中はどうなってしまうのでしょうか。

❸人間は生きていた物以外は食べてはいけない

　私たちが食べてもいい物は、水以外はすべて生きていたもの、つまり体内で微生物が消化できるものだけです。肉も魚も野菜も米も、すべて生きていた物です。人間の身体は、生きていた物以外は消化しません。

　生きていた物以外、つまり前述の成長ホルモンや農薬、防腐剤などを食べると、消化されず、体内で発がん性物質やアレルゲンとなってしまうのです。

❖ 2. 病気には原因がある

❶原因がわからない病気

　病気になったら、たいていの場合は病院に行き、病名を聞いて薬をもらって帰ることでしょう。しかし、ここにはある重要なことが抜け落ちています。

　たとえば、自動車事故をイメージしてみてください。

> (1) 運転中、突然ブレーキが利かなくなり、大事故を起こした
> (2) 修理工場に持ち込んでみたところ、右フロントブレーキ破損と言われた
> (3) 修理してもらい、今では安心して乗っている

　何か大切なことが欠けているように思われませんか。この状態で果たして本当に安心して運転できるでしょうか？　運転中に突然ブレーキが故障してしまうような車に再び乗れるでしょうか？

　この例では、右フロントブレーキを直したとしても、そもそもブレーキが<u>破損した原因</u>が完全に無視されています。病気もこれと同じです。病気になった原因は無視され、薬だけもらっても安心などできるわけがありません。

　たとえば、頭痛患者の多くは、頭痛薬を飲んでも状態が改善することはありません。頭痛薬は神経伝達を遮断しているだけで、痛みの根本原因にアプローチしているわけではないからです。

　そんな患者さんの多くは、夜寝るときに枕元にライトや携帯電話の充電器を置いているようです。これではなかなか痛みがなく

なるわけがありません。

❷病気を治すには原因除去が必須

では治っている、うまくいっている治療とはどういうものでしょうか。今度は自転車をイメージしてください。自転車がパンクし、走るために空気を入れ続ける必要があるとしたら、それはパンクを直したといえるでしょうか？　もちろん、これは直したとは言えません。根本のパンクの原因を取り除くことをしていないからです。

問題解決に必要なことは、その原因の除去しかありません。病気も同じです。治らないのは原因が取り除かれていないからなのです。

■水虫の事例から

水虫の原因となる白癬菌はしつこいと言われています。しかし実際には、白癬菌はそんなに強いものではありません。とても弱い菌なのです。ではなぜ治りにくいのかというと、原因を取り除いていないからなのです。

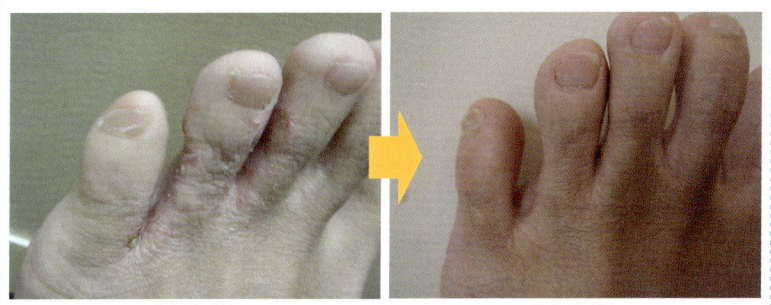

（治療前）　　　　　　　　　（治療後）

私だったら水虫の治療に薬は使いません。患部を乾燥させて、白癬菌が住みにくい環境を作ればいいのです。

❸病気の5つ原因（病因）

　本書の冒頭に矢山利彦医師が「5つの病因論」について詳しく述べていますが、私はそこに「身体の歪み」を追加しています。出産でも交通事故でも身体は歪みます。

　また、それぞれの病因を見ていくと、歯はすべてに影響していると言えます。

❖ 3. 重金属汚染・電磁波

　裸でお風呂に入るときをイメージしてください。服も眼鏡もイヤリングもピアスもベルトも外しますが、唯一外していないものがあります。歯の金属と歯に入れられた薬物です。

　これらを外すと身体は勝手によくなっていくケースが少なくありません。歯の詰め物はおもに金属です。水道水も鉛などの金属を含

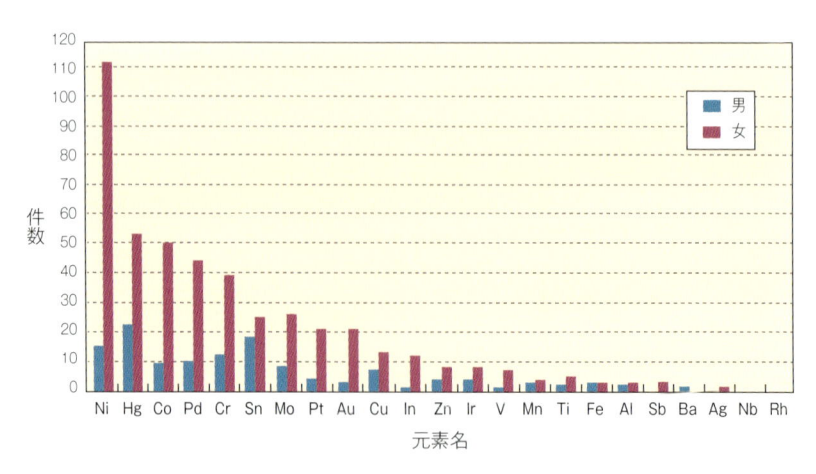

アレルギーの多い金属（東京医科歯科大学・アレルギー外来 2003～2005年）

§8　病気治療は根本治療から

んでいます。

　左下のグラフをご覧ください。これは医科歯科のアレルギー外来での、アレルギーの多い金属を示しています。なんと、すべて歯に関係するものです。

　ここでいくつかの写真をご覧いただきます。

　これらはすべて、歯の金属除去前後の肌などの変化を示したものです。歯の金属を外すだけでこれだけ変化するということがおわかりいただけるでしょう。

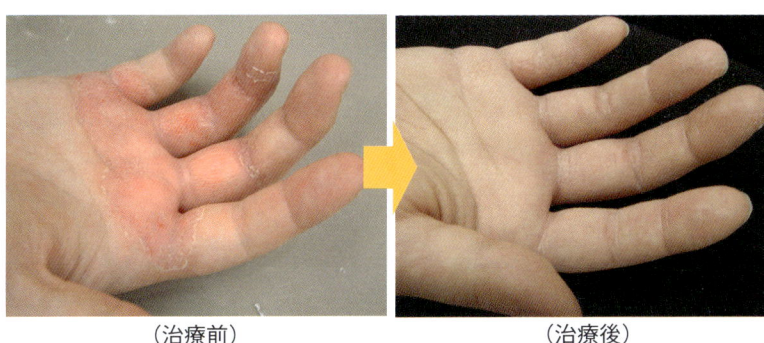

（治療前）　　　　　　　　　　　（治療後）

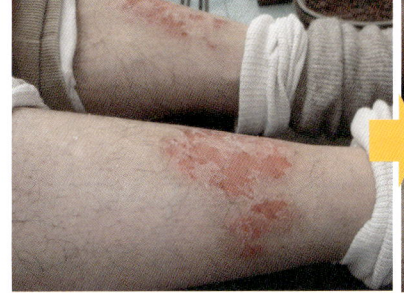

（治療前） 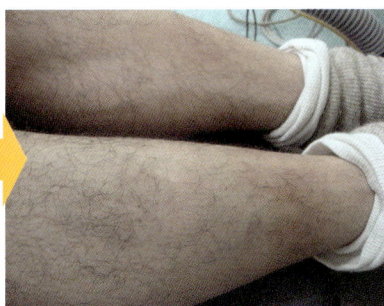　　　　　　　　　　　（治療後）

（治療前）　　　　　　　　　　（治療後）

（治療前）　　　　　　　　　　（治療後）

（治療前）　　　　　　　　　　（治療後）

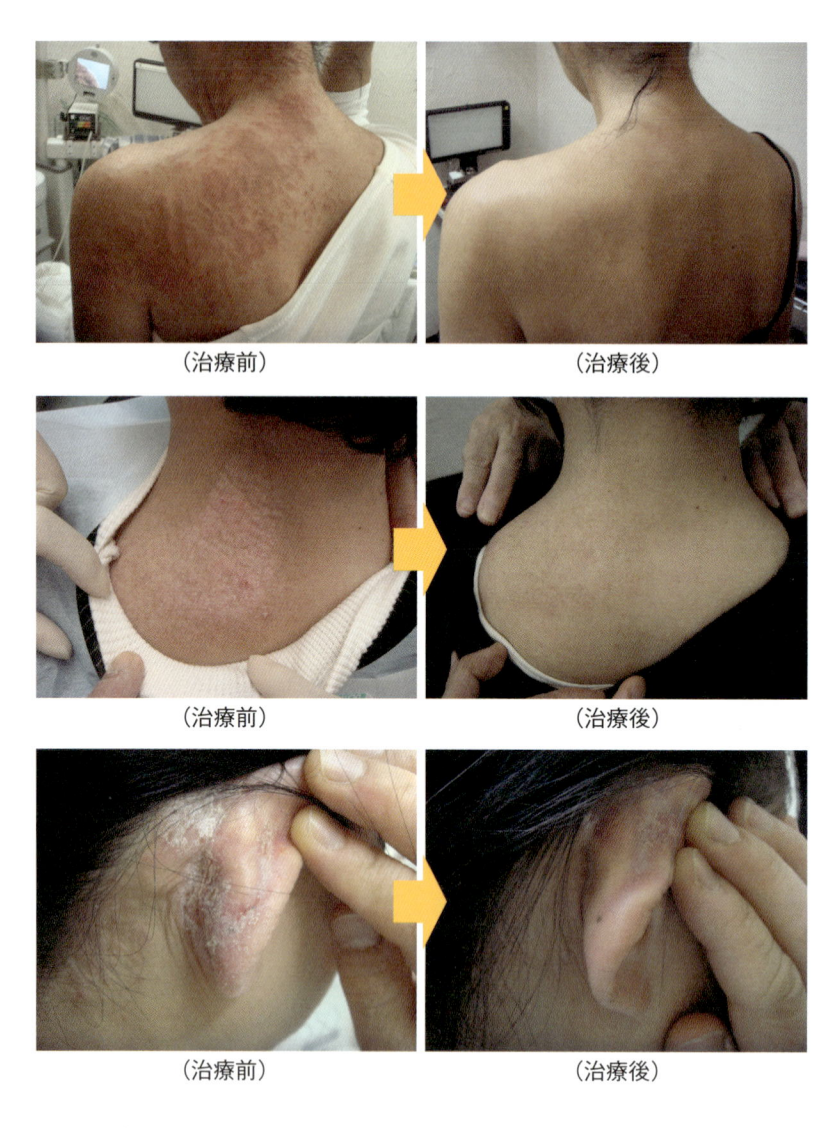

　歯の金属には水銀がたくさん使われています。水銀は神経系に影響を及ぼします。
　カルガリー大学の実験によると、神経に水銀を近づけるだけで脳神経線維の退縮が起こることがわかっています。そのようなものを

歯に入れているということになるのです。

　また水銀は蒸気となって出てくることもあります。歯ブラシで擦ると大量に出てきますし、コーヒーやお茶など温かい物を飲むことで温度が上昇し、さらに発生しやすくなります。そのようなものが歯の詰め物として口の中にあり、日々それを吸い込んでいることになるのです。

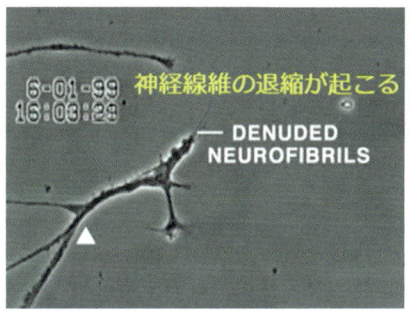

神経細胞の退縮

> **症例1** 湿疹（女性）
>
> 　20年前からひどい湿疹に悩まされている女性のケースです。ある大学病院で全身検査をしてもらっても原因不明で、一向によくなりませんでした。
> 　しかし、金歯を外して2～3ヵ月ほどしてから、少しずつ湿疹が出なくなりました。
> 　口腔内金属による電圧の許容レベルは3.5 mVと言われていますが、口腔内金属は通常50 mV～300 mVと言われています。この女性の場合、口腔内の電圧を測定すると1,982 mVもありました。一瞬でも3.5 mVを超えてはならないものが、その約600倍にもなって長期間流れていたわけです。

症例2 チック（女性）

　チック症の女性のケースです。その方の歯の治療前と治療後の口腔内の写真です。治療前はたくさんの金属が詰め込まれていたのがわかります。治療でこれをすべて外しました。

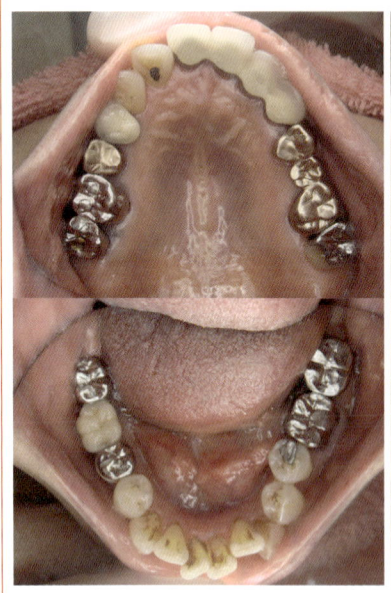

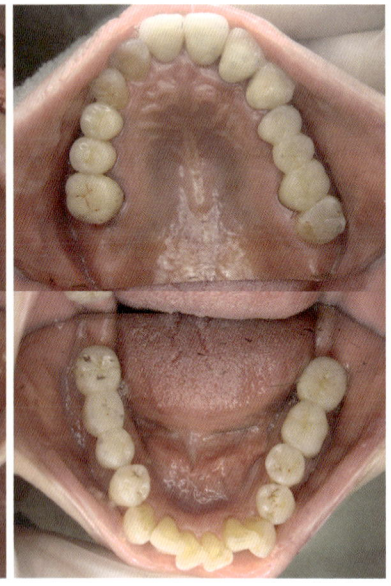

（治療前）　　　　　　　　　（治療後）

　治療前は目をはっきりと開くことができませんでしたが、治療後は開くことができるようになりました。

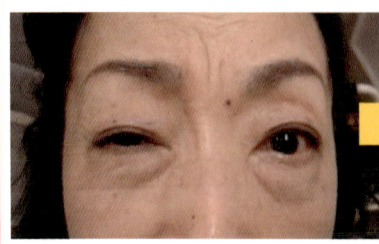

痙攣が強く目が開かない（治療前）　　　ほぼ痙攣が消失（治療後）

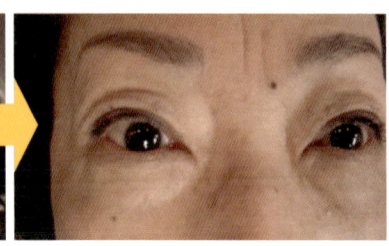

§8 病気治療は根本治療から

　下のグラフはEAV（経絡電気量検査）の結果を、治療前と治療後で比較したものです。グラフの真ん中あたり、つまり平均値のときはよいのですが、数値が低いと慢性症状が低く出て、高いと急性症状が高く出てしまいます。治療後のほうが平均的なところで落ち着いているのがわかります。

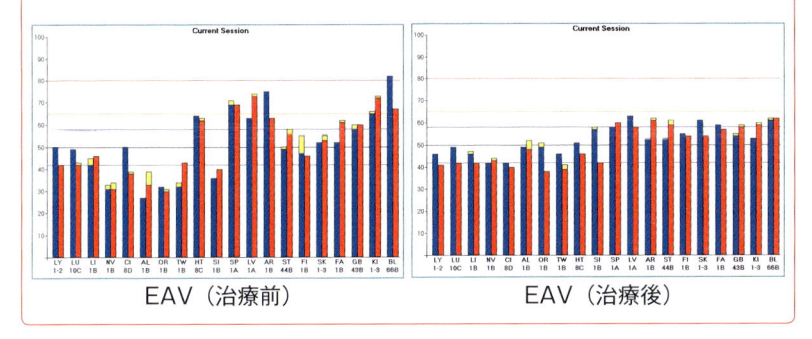

EAV（治療前）　　　　　EAV（治療後）

症例3　リウマチ

　このリウマチの患者さんは関節が変形する症状が出ていました。口腔内のレントゲンで見ると、左右臼歯部に金属が入っていました。

　この金属を外すことによって、変形した関節が治ることは考えにくいのですが、症状の悪化を防ぐことはできます。

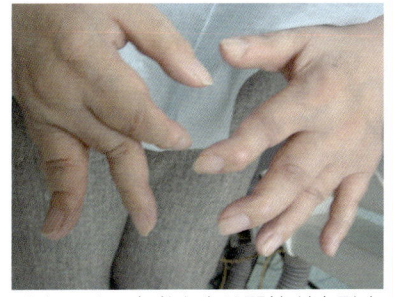

リウマチの患者さんは関節が変形することが多い。

　金属からは電流が出ています。この電流が関節の可動範囲を小さくしてしまいます。

　この患者さんには、矢山医師が開発した「フェライト」とい

159

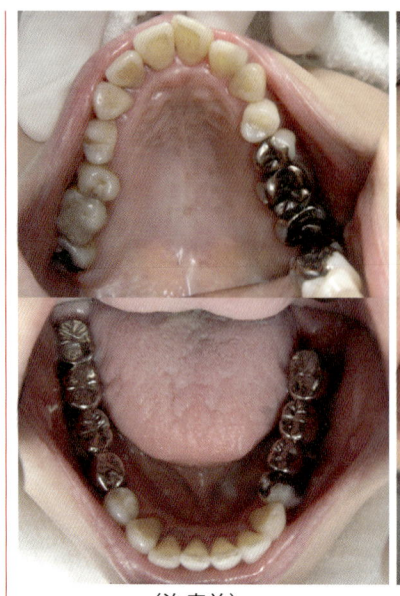

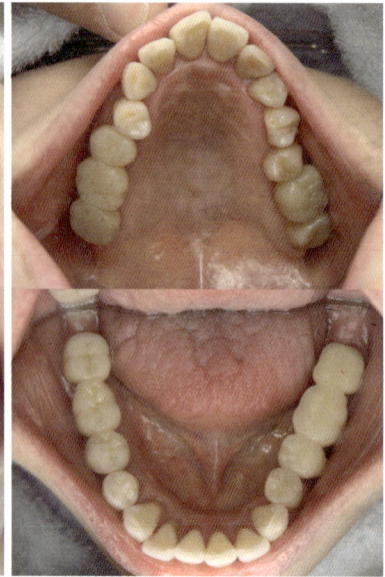

(治療前)　　　　　　　　　　(治療後)

う電気ノイズを吸収するものを皮膚の上から金属のある箇所にあて、あてる前と後で、腕の関節の可動域を調べてみました。明らかにあてた状態のほうが腕の関節はよく動きました。

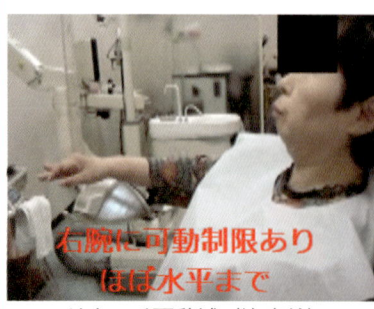

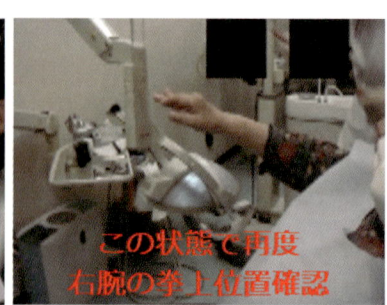

リウマチ可動域（治療前）　　　リウマチ可動域（治療後）

　しかし中には、健康のために口腔内の金属を外し、「ほかの歯科医で治療してきた」といって治療に来る方もいます。たとえば写真のように、一見白いようでも、レントゲンを撮ると、

§8 病気治療は根本治療から

金属が残っています。EAVで全身の状態を調べても、全身的に機能低下が見られます。この場合は残念ながら治療をやり直さなければなりません。

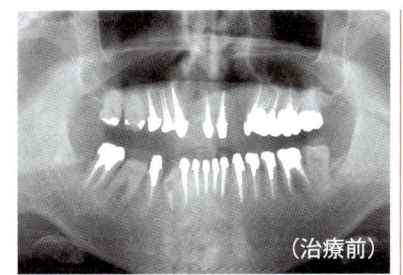

（治療前）

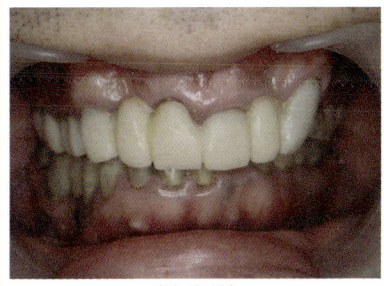

（治療前） 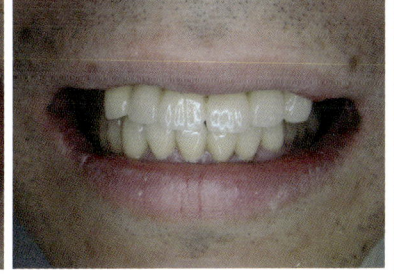　　　　　　（治療後）

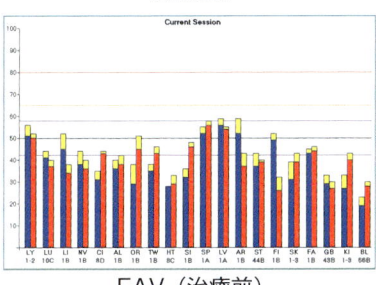

EAV（治療前） 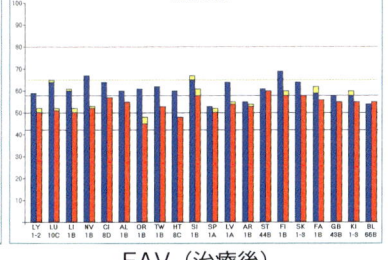　　　　EAV（治療後）

また、歯が白く見えていても、写真のように歯肉のところに着色したように金属イオンが溶出し、これも少なからず全身に影響する可能性があります。

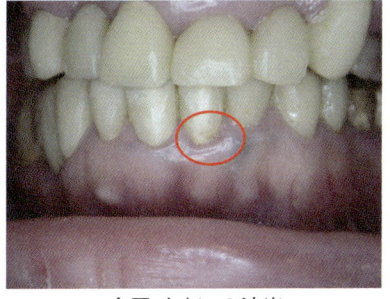

金属イオンの溶出

161

症例4　右親指が反らない

　右親指に力が入らず、痛みがあり、指に少し腫れがありました。

　水銀を外すと、指の腫れが少しひき、左親指との差がややなくなりました。入浴時、右手で左肩を洗おうとすると右肩に激しい痛みがあるとのことでしたが、治療後は痛みが軽減されたそうです。そして、左右とも親指が同じくらい反るようになりました。また、話すときに頭部に震えがあったそうですが、その震えも消えたとのことです。

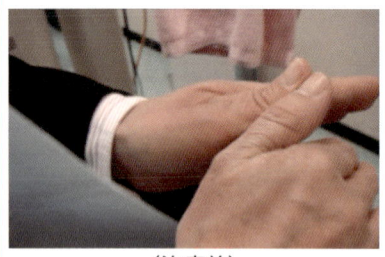

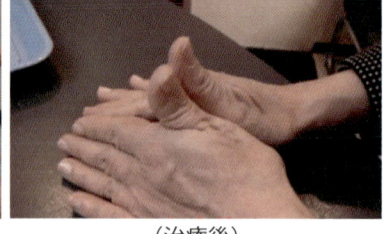

（治療前）　　　　　　　　　（治療後）

症例5　肩こり

　いつも右の肩こりがひどく、グッと押さえつけられるような症状がありました。口腔内の金属4本を外すと、肩が軽くなったそうです。

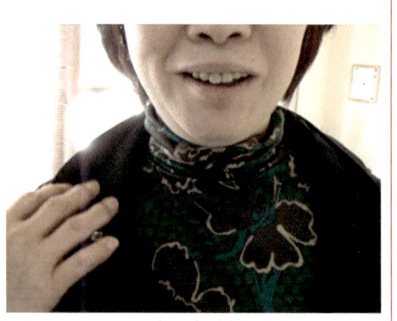

（治療後）

§8 病気治療は根本治療から

症例6 腰痛

横になっていても腰が重かったが、口腔内の金属を除去し、噛み合わせも調整すると、とても楽になったそうです。

症例7 足取り・鼻閉感

口腔内の金属を外した直後の帰宅のときからすでに足取りの軽さを感じたそうです。鼻も空気の通りがよくなり、重かった右頭部も軽くなった印象があるそうです。

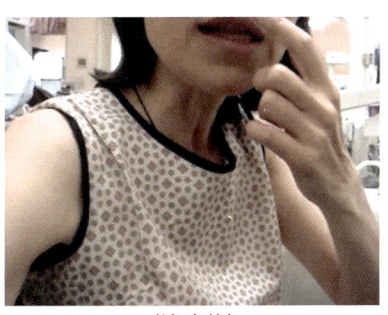

（治療後）

症例8 頭部の重さ

口腔内の金属を外した直後の帰宅のときから、前頭部にすっきり感があったそうです。

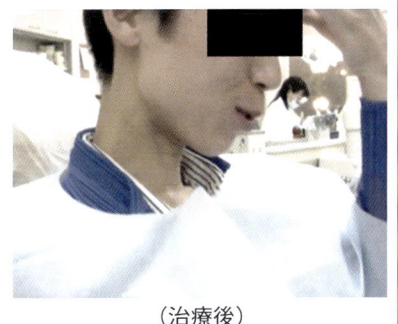

（治療後）

※インプラントは安全か？
　インプラントはチタンが入っています。この患者さんは、ガルバニック電流を測定すると 101 mV 流れていることがわかりました。

症例 9　首のこわばり感

　耳下腺がいつも炎症を起こしているような感覚があり、何もしていなくても右頬に重い感覚があったそうです。首を右に振るとグッと締め付けられるような痛みがあったそうです。

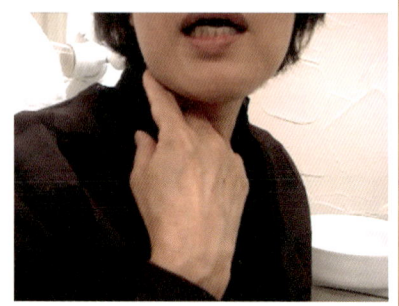

（治療後）

　しかし、インプラントの放電により、ガルバニック電流を 0 V にしてみると、首を左右に振ったときにこわばり感がかなり軽減されていました。そしてインプラントを外すと、首のピリピリとした痛みが消えました。

❖ 4. 化学物質

　化学物質は、保存料や塩素などの食品添加物、フッ素、ワクチンなどの薬品、シャンプーや洗剤、生理用品、化粧品など、私たちの日常生活のいたるところに存在します。

❖ 5. 潜在感染（菌、ウイルス、カビ）

　神経のなくなった歯には必ず菌やウイルスが棲みついています。それはどんなに治療をしても、数を減らすことはできても完全に除去することはできません。

　また、歯を抜くときの抜き方にも問題があります。潜在感染は、感染後に血流の滞った組織（おもに顎骨）が原発病巣となり、全身に波及します。

> **症例10** 菌ウイルスが病巣の顎骨から全身に波及
>
> 　全身に湿疹やかゆみが波及した女性の歯を抜き、腐骨を除去したところ、かゆみは落ち着き、湿疹も肉眼では見えないほどに消えていました。また治療前後でEAVを測定したところ、治療後はかなり改善していることがわかります。

(治療前)　　　　　　　　　　　(治療後)

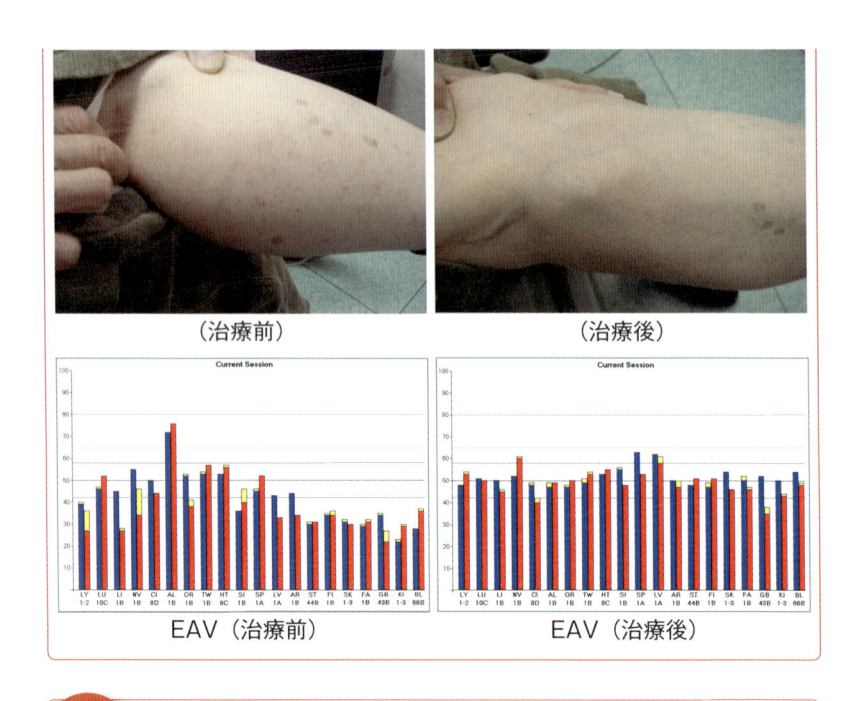

EAV（治療前）　　　　　　　　EAV（治療後）

症例11　腐骨の抜歯

　歯の神経の根っこの治療をおこなったのですが、治りがよくないためゼロ・サーチで診断したところ、心臓に反応がみられました。患者さんに聞いても確かに「心臓の調子が悪い」との

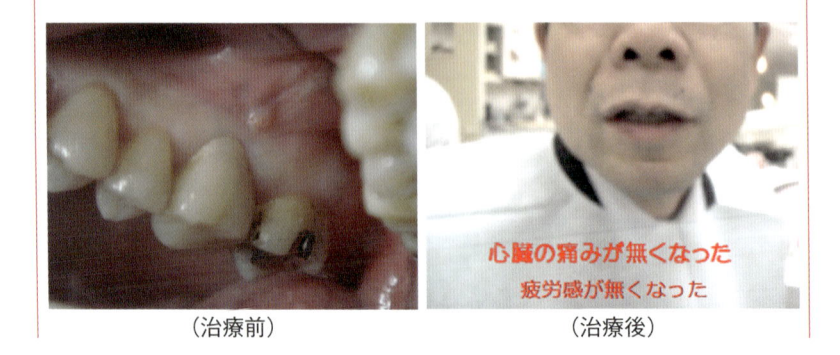

(治療前)　　　　　　　　　　　(治療後)

心臓の痛みが無くなった
疲労感が無くなった

§8　病気治療は根本治療から

ことでしたので、問題のある歯を抜いてみました。すると写真のように根っこの部分が腐っていたのです。

　抜歯後は、全身的に軽くなった印象があり、疲労感がなくなったとのことです。また以前は、走ったりすると心臓に痛みがあったそうですが、それがなくなったそうです。

症例12　足の痛み

　足に痛みがあるということで、スペインからわざわざ来院された男性の患者さんです。ひざと足先に痛みがあるとのことで、矢山医師から水銀の問題を指摘されたそうです。

　治療では、口腔内の金属と左下の腐骨の除去をおこないました。治療前後のレントゲンをご覧ください。腐骨除去後、骨ができています。腐骨を取り除き、血流をよくすることで骨を作ることができます。抜歯後は足の痛みはなくなったそうです。

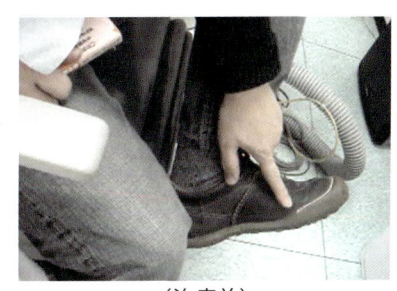

（治療前）

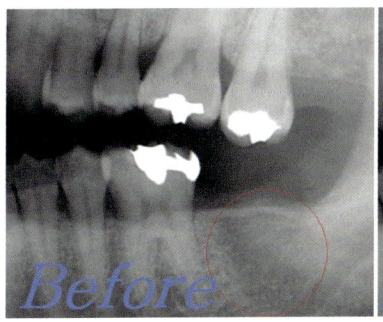

（治療前） 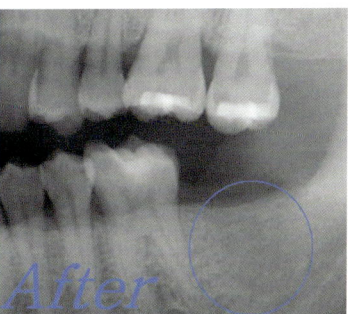　　　　　　　（治療後）

167

症例13　抜歯後の体調不良

　抜歯はとても重要です。この患者さんのケースでは、前にかかった歯科で右上の歯を抜かれたそうですが、それで症状が悪化したといいます。抜歯後半年ほどすると左頭部に頭痛が出るようになり、さらに左目がぼやけてくるようになったそうです。頭痛薬を半年服用しても症状の改善はみられなかったそうです。

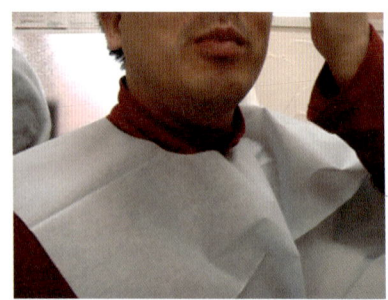

（治療前）

　抜歯すると歯根膜という線維を残してしまうのです。抜歯部位に空洞ができてしまっています。そこに腐骨が形成されてしまっている状態です。

　当院で腐骨除去後は、頭部のこりが消え、左目もぼやけがなくなり、かなり見えるようになりました。

症例14　全身の麻痺感

　腐骨除去後、左半身の肩から上半身までの痺れがなくなりました。

症例15 肩が重い

　右上の顎骨内の腐骨除去後、肩が軽くなり、よく動くようになりました。

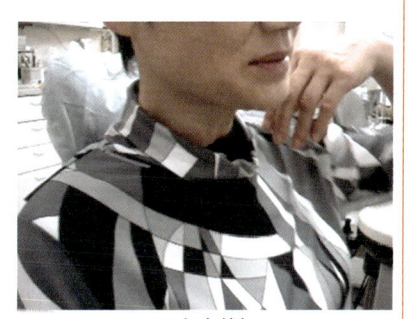

（治療後）

症例16 眼の痛み

　腐骨除去後、眼科医に何でもないと言われた2年も続いていた目の痛みがなくなりました。

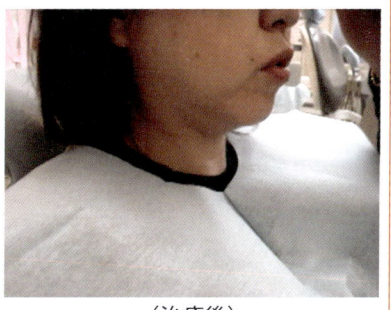

（治療後）

症例17 慢性的な腹痛

　歯の根の治療後、何十年も下痢気味だったのが、痛みと同時に消失しました。

症例18 胃痛

　胃に張りのあるような痛みがありましたが、根っこの治療直後から痛みが軽減して楽になりました。

症例19 足の浮腫

　根っこの治療後、靴も履けないほどの腫れがひいてきました。筋肉も柔らかくなりました。

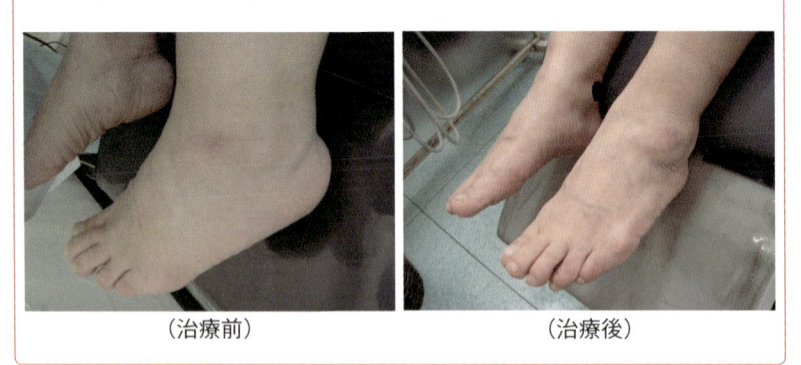

（治療前）　　　　　　　　　（治療後）

❖ 6. 身体の歪み

　身体の歪みは、歯科治療や出産、悪習癖、楽器、スポーツ、事故、手術後の縫合など、さまざまな原因が考えられます。また、不正咬合も影響します。

症例20 非直線的開閉口

　写真は非直線的開閉口という状態です。口を真っすぐに開閉できていません。咬み合わせの位置を確認して削って調整したところ、直線的開閉口ができるようになりました。

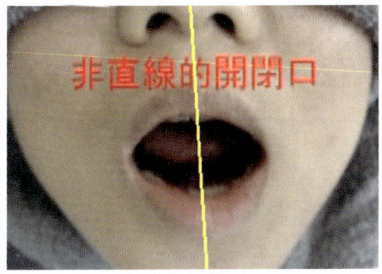

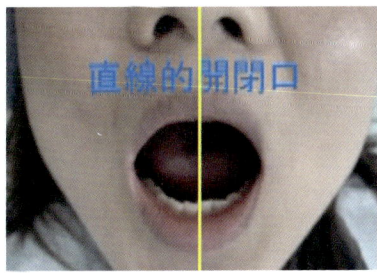

非直線的開閉口　　　　　直線的開閉口

症例21 左肩の痛み

　左肩に痛みがあるという女性の患者さんです。いつも噛んでいる位置で噛んでもらいながら鎖骨の上を押すと左肩に痛みが出るそうです。顎の位置を体の正中線に合わせて噛んでもらったところ、左右同じくらいの痛みになりました。

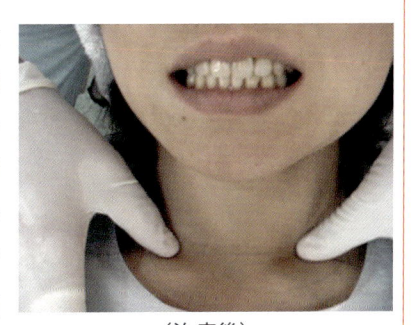

（治療後）

　金属による電気だけでなく、咬み合わせのズレも肩・首ほかの痛みにつながっていることを意味します。咬み合わせを正中に近づけました。

※不正咬合は全身に影響する

　不正咬合は全身に影響します。下顎のずれは、上顎、頭蓋骨の歪みにもつながるのです。咬合調整して頭蓋骨へのストレスを除去する必要があります。

症例22　顔の痙攣

　痙攣のため、常に口が動いている状態の患者さんです。不正咬合は異常電流を発生させます。顎を適正位置にするマウスピースを装着してもらうと痙攣が消え、口も動かなくなりました。

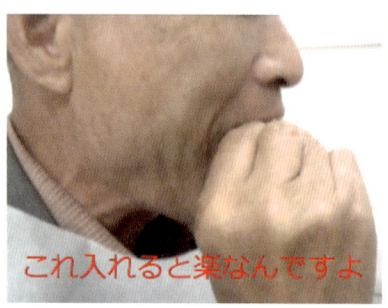

これ入れると楽なんですよ

（治療後）

症例23　頭部の震え

　口の開閉や立ったり座ったりという動作でも頭部に震えが起こる女性の患者さんです。咬み合わせの調整後は、震えはほぼ消失しました。

症例24 手が上がらない

咬み合わせの位置を、体の正中線に合わせると、調整前よりも 12 cm も高く上げられるようになりました。

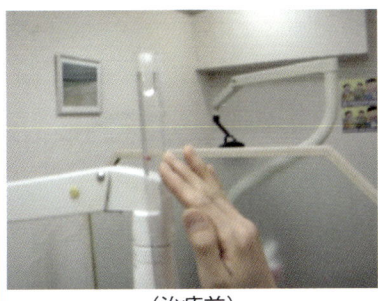

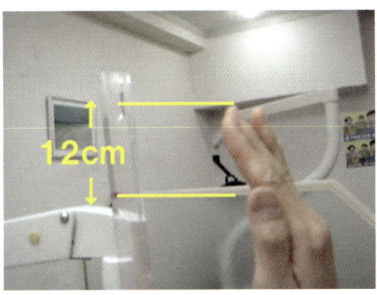

（治療前）　　　　　　　　（治療後）

咬合は、硬組織同士がぶつかり合うため、とても大きなエネルギーを発生させ、それが全身に影響を及ぼします。このエネルギーを調整しないと、いろいろな弊害が出てきます。頭蓋骨や脊柱にも歪みが生じます。

じつは、抜歯矯正にも咬み合わせが歪むリスクがあります。

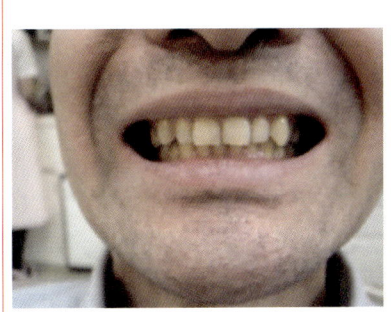

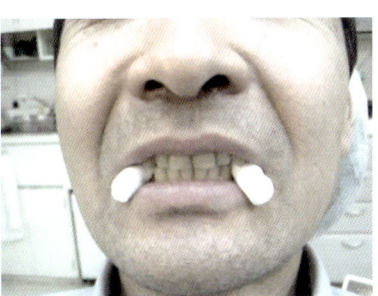

（治療前）　　　　　　　　（治療後）

症例25　うつや微熱などの全身不調

　抜歯矯正後、関節痛や背中の痛み、微熱、頭痛、おなかの不調、動悸、うつなどが見られるようになった女性の患者さんです。血液検査でも何も問題が見つからなかったそうです。また写真のように、舌に異常が見られることもあります。

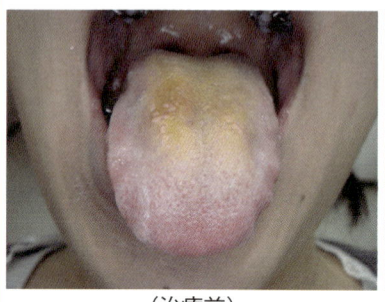

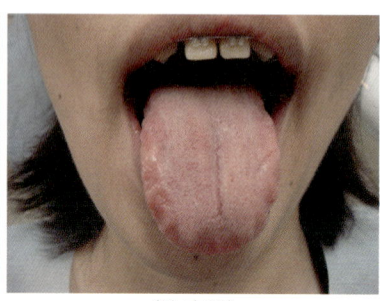

（治療前）　　　　　　　　　　（治療後）

　通常、歯の矯正は歯を後ろに移動させるものですが、この患者さんへは、前へ移動させる矯正してみました。すると、これらの症状のほぼすべてが消失しました。舌の状態も改善されました。

症例26　むち打ちの後遺症

　10年前のむち打ちの後遺症がある女性の患者さんです。首を後ろに倒すことができず、上を向くことができずにいました。また、首を回すと右首に痛みがありました。
　しかし、咬み合わせ調整後、頸を後ろに倒したとき、首を回

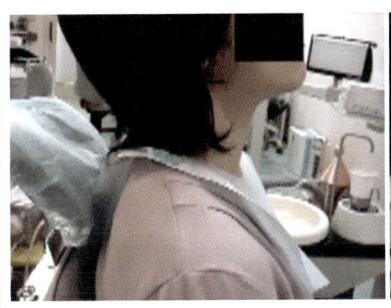

(治療前) 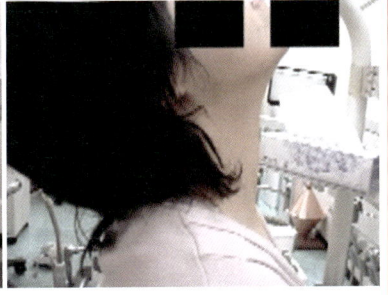　　　　　　　　(治療後)

したときの痛みは消失していました。

症例27　左ひざの痛み

　正座の状態から立ち上がるとき、左ひざに重心を置くと痛みがありました。しかし、咬合調整後は痛みは消えていました。

症例28　腰痛

　3年前に階段から落ちて以来、腰痛に悩まされている女性の患者さんです。前屈の姿勢をとると、腰に痛みがあるそうです。

　しかし、咬合調整後は痛みは消えており、床に手が付くほどに前屈しても痛まなくなりました。

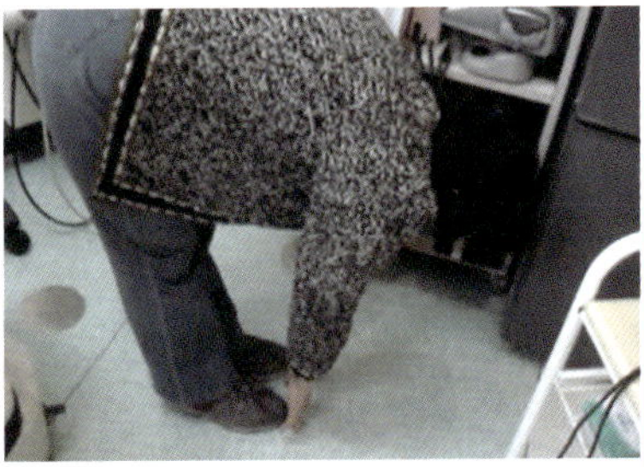

(治療後)

症例29　手が上がらない

　手を上げると肩に痛みがあるという女性の患者さんです。咬合調整後は楽に手が上がるようになりました。

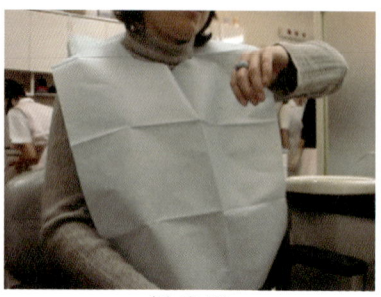

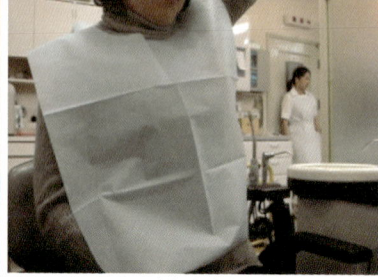

（治療前）　　　　　　　　　（治療後）

症例30　屈伸時の左ひざの音

　屈伸すると、左ひざからポキポキという音がしていましたが、咬合調整後は音が消えていました。

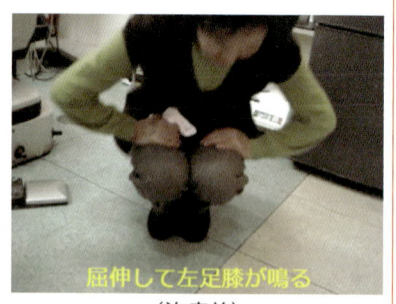

屈伸して左足膝が鳴る
（治療前）

症例31　あぐらの際に左ひざが床に付かない

　あぐらをかく際、かかとを持ち上げていないのに、左ひざが床に付かないという男性の患者さんです。咬合調整後は、かか

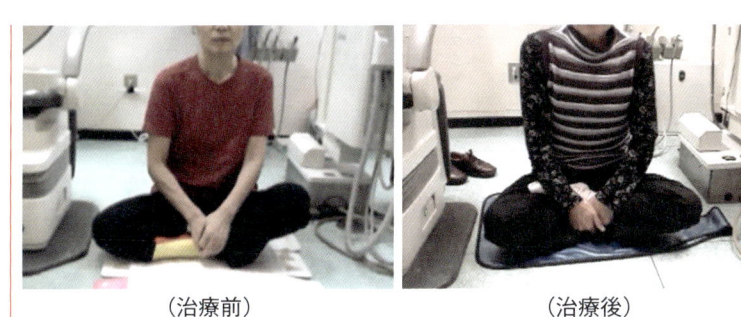

§8 病気治療は根本治療から

（治療前）　　　　　　　　（治療後）

とが上がるようになり、左ひざも床に付くようになりました。

症例32 子宮ポリープ

1 cm と 8 mm のポリープのあった女性の患者さんです。ホルモン療法を試してみましたが、変化はありませんでした。咬合調整後は 1 cm のポリープが消失していました。この患者さんは口唇腫瘤や手の皮膚炎があったのですが、調整後はこれも消失しました。

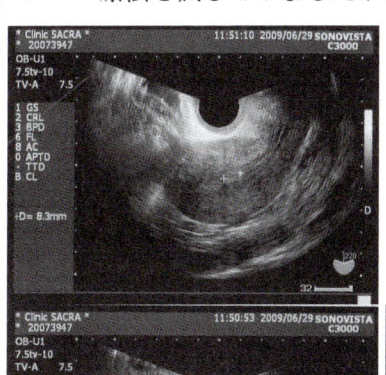

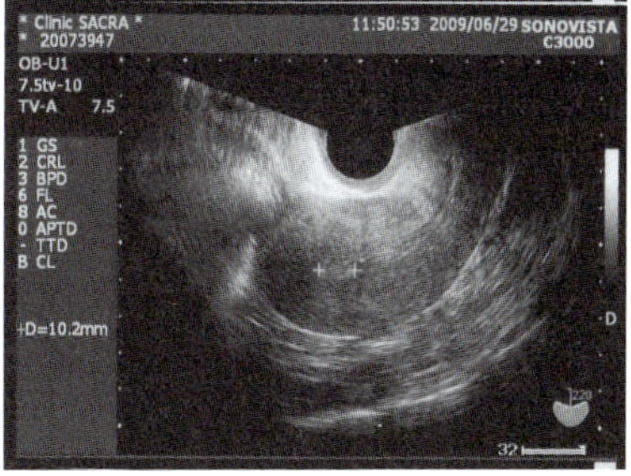

（治療前） 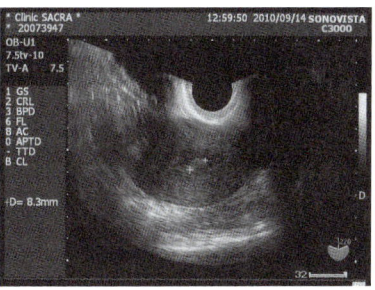　　　　　　　　（治療後）

177

症例33　毛髪、手足

　歯科治療で毛髪の生え方や水虫やしみも改善されることがあります。

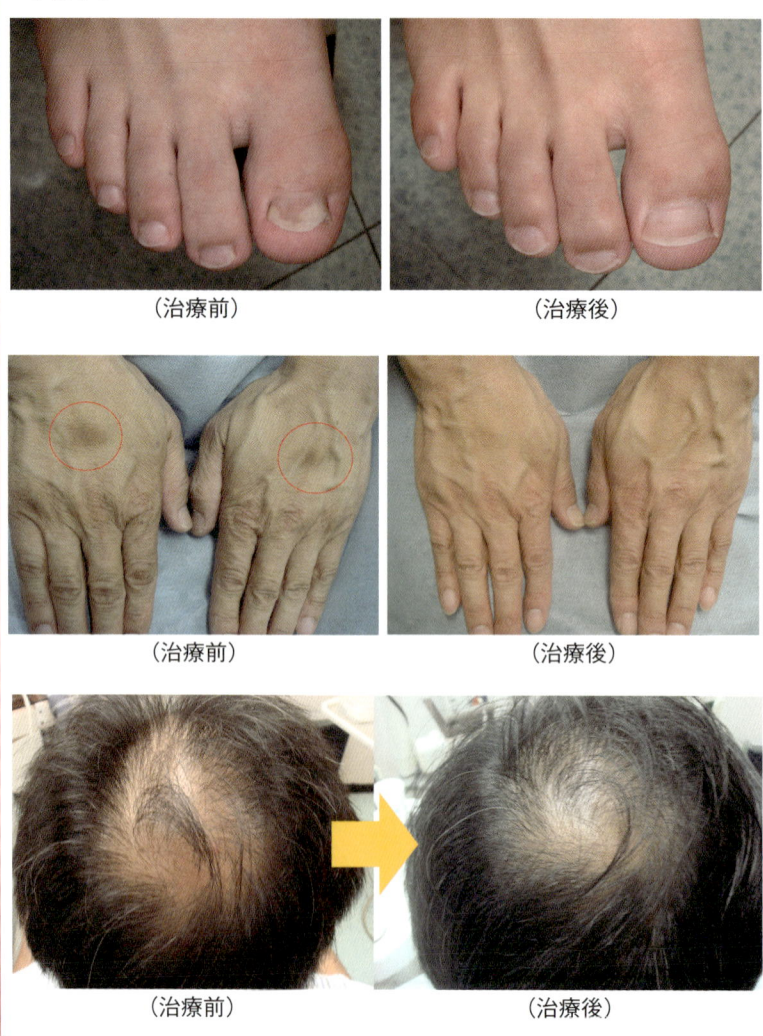

（治療前）　　　　　　　　　（治療後）

（治療前）　　　　　　　　　（治療後）

（治療前）　　　　　　　　　（治療後）

症例34 卵巣腫瘍

　この患者さんは抜歯のあとに腐骨がありました。また根っこを治療した歯と金属が入っていたため、それらを治療し、乳製品の摂取を禁止しました。すると卵巣腫瘍は消えていました。

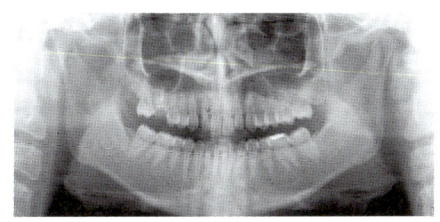

（治療前）

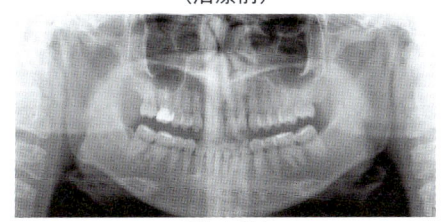

（治療後）

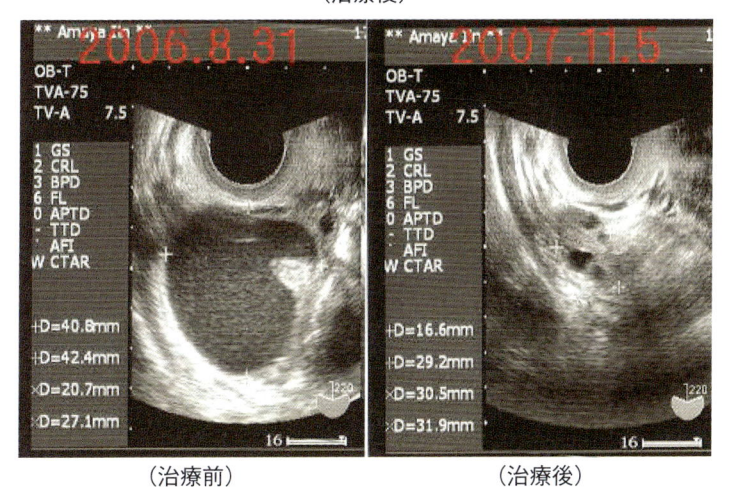

（治療前）　　　　　　　（治療後）

❖ 7. 乳製品・肉食とがんの関係

　乳がん、子宮がん、卵巣がんなど婦人科系の病気を含め、多くの場合、乳製品は摂取しないほうがいいと言えます。ベジタリアンの場合はがん発症のリスクは低くなります。

　また、乳製品を摂取しない国や、肉食でない国の場合、乳がん発症のリスクは低くなる傾向にあります。これは、それらの食品に成長ホルモンが入っており、それが影響していることが考えられます。ですから乳がん患者には、まず乳製品の摂取をやめさせるべきでしょう。

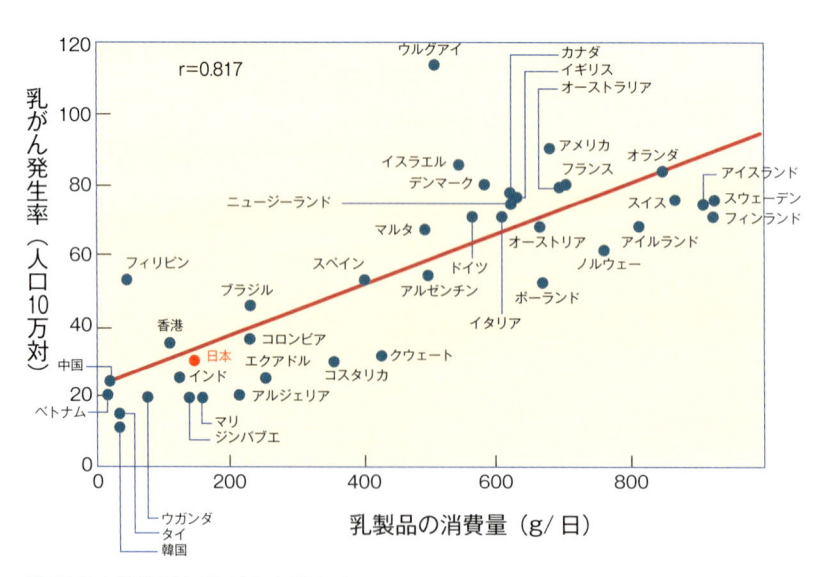

乳製品の消費量と乳がんの発生率
出所：山梨医科大学（佐藤章夫）

❖ 8. 乳製品と骨粗鬆症の関係

　また、乳製品を取らないと骨粗鬆症になるのではないか、と心配される方もいらっしゃるでしょう。しかし、乳製品を多く取っている国ほど、骨粗鬆症を発症しやすくなっています。

　下のグラフをご覧ください。乳製品をたくさん取っている国ほど骨折率が高い傾向にあります。乳製品の摂取が骨を丈夫にするとは必ずしも言えないということを示しています。これは WHO（世界保健機関）も認めていることです。カルシウムを過剰に摂取すると、カルシウムの体外への流出が始まるのです。

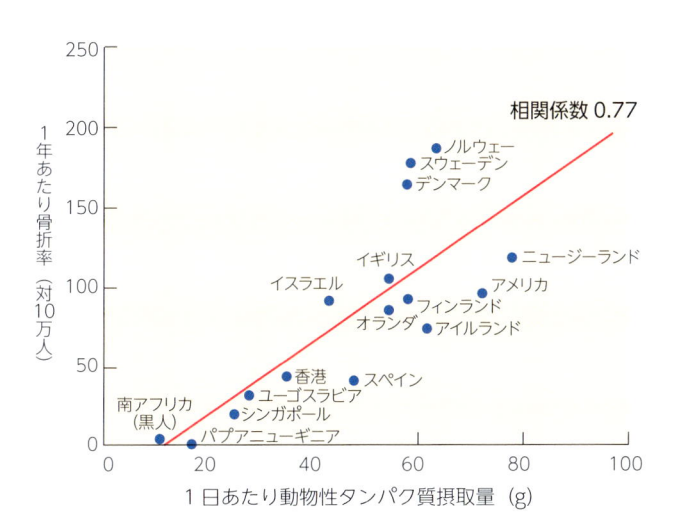

乳製品と骨粗鬆症の関係
出所：Abelow BJ et al. 1992

❖ 9. リウマチや平山病は"不治の病"か？

❶リウマチはどこまで治るか？

　リウマチは不治の病と言われます。リウマチを発症すると、経年変化で破壊が進んでいくのです。

症例35 リウマチ

　中指と肩の痛みがある女性の患者さんです。腐骨除去と咬合調整をおこなうと、術後１週間ほどで中指の痛みが消えていきました。１カ月後には痛みは完全に消失しています。体調も改善され、EAVも改善されています。

　そのほか、歯科治療を受けることで、手や指、関節の痛みが消えたという報告は多数聞かれます。免疫抑制の前に、歯科治療をおすすめします。

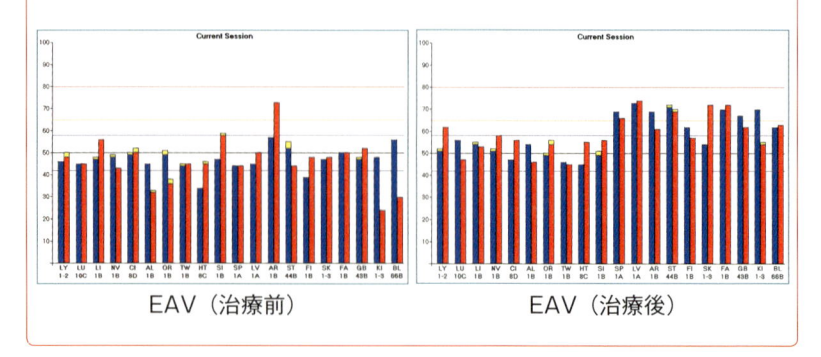

EAV（治療前）　　　　EAV（治療後）

§8 病気治療は根本治療から

❷平山病はどこまで治るか？

平山病とは、昭和34年(1959年)に平山惠造氏によって報告された「若年性一側上肢筋萎縮症」のことで、筋萎縮や筋力低下を引き起こす神経系の病気のことです。難病だとも言われています。

症例36 平山病

男性の患者さんで、右手の指に力が入らなくなり、鉛筆や箸もうまく持てなくなった方の症例です。平山病と診断されたそうです。

右利きのこの方は治療前、左右の握力は左手よりも右手のほうが低かったのですが、歯科治療後は、右手の握力が6kgほど回復しました。EAVでも改善が見られています。

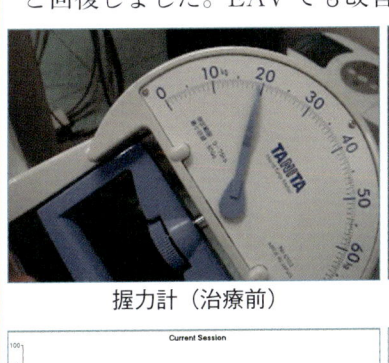

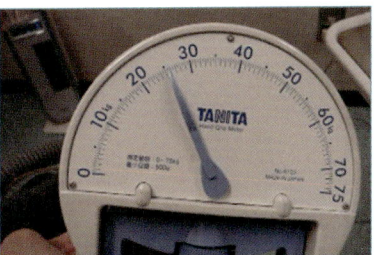

握力計（治療前）　握力計（治療後）

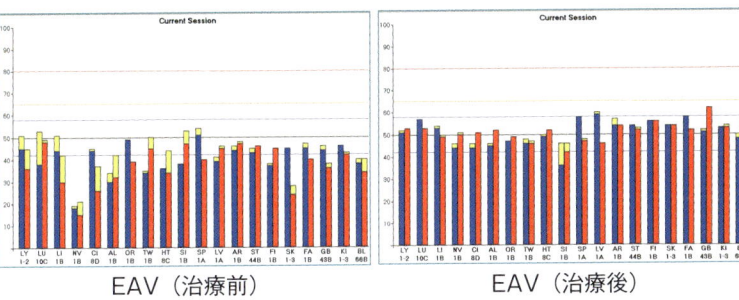

EAV（治療前）　EAV（治療後）

183

❸ SLE
SLE に限らず、自己免疫疾患は不治の病と言われています。

> **症例37** SLE
>
> 女性の患者さんです。ひざやひじなど関節の痛みがありましたが、当院で問題歯の抜歯後は痛みが消失しました。

> **症例38** 橋本病・甲状腺異常
>
> 血液検査では低コレステロールと診断されていましたが、歯科治療後はこれが改善されていました。

❖ 10. 生活指導

歯科治療のほか、生活指導もおこなっています。

❶冷え取り
身体を冷やさないようにしてもらいます。冷えは万病のもとです。

❷イラブ
イラブとは沖縄のウミヘビです。これを煎じたサプリメントは数種類販売されています。

イラブは沖縄の琉球王朝で伝わってきた、王族だけが使ってきた

§8 病気治療は根本治療から

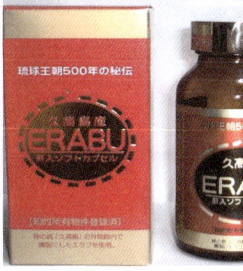

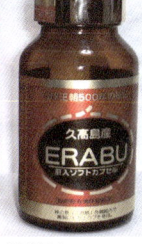

エネルギー	384 Kcal
たんぱく質	67.4 g
脂質	12.2 g
炭水化物	1.1 g
ナトリウム	417 mg
灰分	9.3 g
水分	10.0 g
リン	1.35 g
鉄	26.6 mg
カルシウム	2.49 mg
カリウム	427 mg
マグネシウム	71.7 mg
銅	0.23 mg
亜鉛	317 mg
マンガン	0.19 mg
セレン	6.91 mg
ビタミン D3	44 IU（国際単位）
エイコサペンタエン酸（EPA）	0.17 g
ドコサヘキサエン酸（DHA）	1.07 g
タウリン　0.21 g	

イラブ（製品）　　成分分析値（被包材を含む100g 中）

万能薬です。原材料はウミヘビですが、ウミヘビは満月の夜になると陸に上がって、漢方薬になるような葉を好んで食べます。

　良質なタンパク質であるイラブは、亜鉛含有量がとても多く、亜鉛は「長寿のミネラル」とも「セックスのミネラル」とも言われるほど、生命活動にとって大切なミネラルです。また、イラブは全体のミネラルやビタミンのバランスも優れていることが、万能薬的な効能につながるのだと考えられます。

■ 47 歳で末期の乳がん（余命３カ月）を宣告された女性の例
　左乳房を摘出しましたが、胃と卵巣にもがんが見つかり、医師に一刻も早く手術を受けるように言われました。しかし手術は受けず、実家のある沖縄に帰りました。そのとき知人にすすめられたのがイラブだそうです。
　毎日イラブのサプリメントを摂取し始めたところ、現在71歳となり、とても元気に過ごしています。

症例39 リウマチ

　女性の患者さんです。イラブの摂取を始めたところ、痛みの頻度が減ってきました。

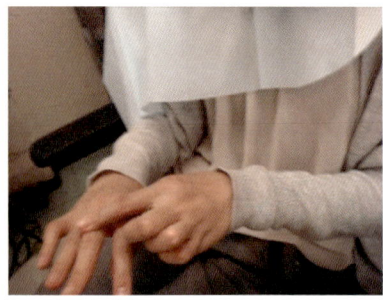

（治療後）

症例40 疼痛

　男性の患者さんです。脂汗が出るほどの痛みが足や腰にあったそうです。ペインスケールが、治療前は10だったのが、歯科治療後は3になり、さらにイラブの摂取を始めて以降は2〜0になりました。

　よい環境と食事を整え、身体から異物を除去することが、健康に最も大事なことだと考えます。

§9

ホロトロピック・ムーブメント
～新しい世界観・新しい人間観～

ホロトロピック・ネットワーク代表
天外 伺朗

本名、土井利忠。
工学博士（東北大学）、名誉博士（エジンバラ大学）。
元ソニー上席常務。
東京工業大学電子工学科卒業後、ソニーに勤務。
CD、ワークステーション NEWS、犬型ロボット「AIBO」などの開発を主導。
ソニー・インテリジェンス・ダイナミクス研究所（株）所長兼社長などを歴任。
現在「ホロトロピック・ネットワーク」、「天外塾」、「フロー・インスティチュート」主宰。

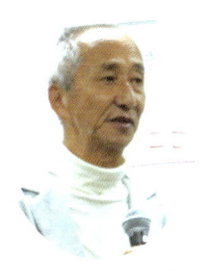

❖ 1. ホロトロピックとは

❶「意識の成長・進化」を表す

　「ホロトロピック」と言われても、多くの人にとっては聞き慣れない言葉でしょう。これはギリシャ語の「holos（全体）」と「trepein（向かって進む）」を合成したもので、精神科医のスタニスラフ・グロフ博士の造語です。「全体性に向かう」という意味を持っており、個が個を離れ、一体感を増していくということから、「意識の成長・進化」を表しています。「魂の成長」と言い換えてもいいでしょう。

❷病は人間の意識レベルを向上させる

　意識の成長・進化は、病気や医療の世界にも当てはまることです。心理学者のカール・グスタフ・ユングは、精神的な病とその克服のプロセスが意識のレベルを一段階向上させると言っています。これは精神的な病気に限らず、身体的な病気にも言えることでしょう。

　人間にとっては、自身に起こるさまざまな出来事が「意識の・成長・進化」のプロセスのひとつになり、病気も例外ではありません。病気という人生の一大事を経験することが、意識の変容のきっかけになったというケースは少なくありません。

❖ 2. 病気は意識の変容のチャンス

❶精神的ダメージが変容のきっかけ

　意識の変容を、ユングは「実存的変容」と表現しています。文明人の多くは社会の中で生き、そして地位や名誉などの社会的評価を気にして生きています。しかしこれは「世間様の物語」に過ぎません。そしてあるとき、自分は何のために生まれてきたのか、何のために生きるのか、という「自分の物語」が芽生えてきます。

　精神科医で心理学者でもあり『夜と霧』の著者としても知られるヴィクトール・フランクルは、これを「実存的危機」と表現しました。この世間様の物語から、自分の物語への変容が、実存的変容です。世間様の枠を破るということなのです。たとえば良妻賢母といわれた女性があるとき、若い男性と恋に落ちてしまう。これは世間様の物語から自分の物語への実存的変容と言えるでしょう。

　この変容が起こるきっかけは、病気に限ったことではありません。災害や倒産、リストラ、離婚など、その人にとっての精神的なダメージは、すべて変容のきっかけとなります。これらはすべて、心理学的には疑似的な「死」を意味するからなのです。死のシミュレーションをやっているのです。

❷病気は「死」の恐怖との直面

　人は「死」と直面すると、実存的変容を起こします。病気は「死」と直面しやすい出来事で、とくに命に関わるような大病の場合は、嫌でも直面せざるをえません。

　たとえば、蝶になる前のさなぎを思い起こしてください。さなぎ

は蝶になる過程で一度「死んで」しまいます。人間でいうと、自分に対する自己概念がそこで一度破綻してしまうわけです。

　意識の変容とはこれと同じで、そこに恐怖が生まれ、目を逸らそうとします。その恐怖を抑え込もうとするのです（防衛機制）。

❸「死」の恐怖との直面は変容のチャンス

　人間は本来、変容したいと無意識に思っているものです。しかし同時に「死」への恐怖があるため、変容したいと必死にアクセルを踏む一方で、恐怖のためにブレーキを踏んだりしているのです。これは文明人の特徴で、「死」から目を逸らし、意識しないようにしていることなのです。

　しかし「死」への恐怖から目を逸らしていると、その恐怖はモンスターと化します。この恐怖から一度目を逸らすと、それがないように思えてきます。文明人はあたかも「死」がないように錯覚して生きているのですが、無意識レベルではそれがモンスターになって、文明人はそのモンスターに支配されて生きているのです。

　そして病気になると、無意識に抑え込んでいた恐怖が等身大のものとして目の前に現われてきます。ここで初めて「死」を意識し、真の恐怖が生まれてきます。

　このとき、変容が起こるのです。この変容を経験した人は、その後の人生がとても輝いてきます。

❖3. いまの医療の常識とは正反対のホロトロピック

❶いまはGDP重視の世界

　国の経済活動の動向や規模を示す指標にGDP（Gross Domestic

Product・国内総生産）があります。日本はこれまでも今も、このGDP一辺倒の国です。そういう国では、たとえば街はギラギラと明るく派手です。無駄なことも多くなりますし、汚職も横行します。それでも経済成長を優先すると、そうならざるをえません。それでGDPは上昇していくのですから。つまり、GDPを上げるためなら、無駄なことや贅沢なことをたくさんやればいいわけです。

　果たしてそんな生き方がいいのでしょうか。慎ましく謙虚なほうが、人間としていい生き方ができるということを、古今東西の多くの賢者が指摘しています。しかし、そのような生き方をしていると、人がお金を使わなくなり、当然GDPは下落していきます。

❷ GNH重視の世界への移行

　GDP以外の評価指標に、GNH（Gross National Happiness；国民総幸福量）というものもあります。これはブータンのワンチュク国王が掲げたもので、経済発展の数値ではなく幸福度を重視した指標です。

　GDP重視の世界で人を動かすのは、金や地位や名誉などの外発的動機です。一方、GNH重視の世界では、喜びややりがいなどの内発的動機です。内発的動機をしっかり見ていくと、人間は「フロー」に入ることができます。フローとは流れのことで、夢中になって何かに取り組むことで、人間的な成長を伴います。

　近年の日本は、とくに東日本大震災以降、GDP重視の世界からGNH重視の世界へ、少しずつ変わってきているように感じます。被災地でボランティアとして活動している若者たちを見ていると、そう思えてきます。経済的な成長よりも、人間的な成長を重視する社会になってきているのではないでしょうか。

❸ホロトロピックは GNH 重視の世界に属する

　GDP 重視の世界というのは、基本的に「戦士」の世界です。日本は明治以降、富国強兵を目指し、経済成長最優先でやってきました。その傾向は戦後になっても変わらず、今度は「経済の戦士」を常に必要とし、最優先にしてきました。それ以外の老人や子どもは二の次にされてきたのです。

　すると、医療も戦士のための医療になってきます。戦士が病気になると戦えませんから、治してまた戦士として現場に戻すということが医療の中心になるのです。

　では、GNH 重視の世界ではどうでしょう。こちらでは医療への考え方が異なります。私たちが提唱しているホロトロピックはこちらに属します。

❹ 治しただけでは成功とはいえない

　ホロトロピックが中心に据える考え方は、次の3点です。

> (1) **病気を治すのではなく、病気にならないようにケアする**
> 　この場合、医療というものが地域に入り込まなければなりません。
> (2) **医の自給が必要**
> 　病院に行かなくても自分でケアできるようにノウハウを伝えなければなりません。バックヤードに医師が控えている必要があります、
> (3) **意識の変容のサポートが必要**
> 　病気を治すだけでなく、もう一段階上の意識に着地させなければなりません。

　とくに(3)は、従来の医療の考え方とは正反対です。これまでは、

病気になったら治して元の生活に戻すことがその中心でした。治せば成功なわけです。

しかし、ホロトロピックでは、治しただけでは成功ではありません。もう一段階上の精神レベルに到達させなければならないのです。病気は意識の変容のチャンスなのですから。医療従事者はそれを目指して努力しなければならないわけです。

❖ 4. ホロトロピックが新しい価値観を創り出す

❶医療従事者には内発的動機が必要

意識の変容を医療従事者がサポートすることは、容易なことではありません。まず、サポートしていることを患者に知られてはいけません。意識の変容を意識させては意味がありませんから。当然、医療機関としての宣伝にも使えません。保険の点数も付きませんから、経済的メリットもありません。ですから医療従事者自身に、前述の内発的動機が必要なのです。医療従事者だけでなく、すべての人が、そのような方向に進むのが、これからのこの国のあり方として必要なことだと思います。

❷医療改革は「病院」というコンセプトからの転換

私が取り組んでいる医療改革は、従来の「病院」というコンセプトからの転換です。「病気になったら病院に行って治す」という考え方そのものを変えることです。極端なことを言うと、いまの病院をすべてなくしてしまうことです。

❸「病院」ではなく「ホロトロピック・センター」

「病院」に代わる概念として、私たちは「ホロトロピック・センター」という名称を提唱しています。単なる問題解決ではなく、人間的な成長をサポートするもので、従来型の病院のように「病気になったときにだけ治療しに行く」という概念とは全く異なります。生まれてから死ぬまで、その人の一生のケアをしていかなくてはなりません。患者の意識の成長・進化をサポートして、より豊かな人生に導いてゆく施設と考えています。

ホロトロピック・センターでは「身体・心・健康・魂・死」のケアのほか、胎児や出産、新生児へのケアなどもおこないます。あらゆるプロセスを通じて、意識の成長・進化をサポートする施設です。当然、病気の治療もおこないます。健康な人も病気の人も、その人生全般をサポートしていくことを目的としています。

❹ムーブメントの担い手として

意識の成長・進化は並大抵のことではありません。前述のように、医療従事者には内発的動機（自分の物語）が必要です。患者もそんな医療従事者に支えられ、意識の変容を起こし、より高い精神レベルに到達していきます。そのためには、世の中のあらゆる価値観が変容していくことも求められます。

いま、世界は急激に変化し続けています。その変化の中で、GDP至上主義の時代は、GNHを重視する世界に変わっていかなければなりません。それは、経済発展中心の世界観から、個々人の意識の成長・進化を中心とする世界観に変わっていくことを意味します。私たちはホロトロピックの活動を通じ、変革の中でムーブメントの中心的な担い手となっていきます。

あとがき

　本書はバイオレゾナンス医学の入門書として世の中に問うものです。
　「5つの病因論」「ゼロ・サーチ」「歯科・医科統合」——どれも今までになかったコンセプトです。また、具体的な症例も興味深いことでしょう。筆者も数え切れないほどの自分の目を開かされた患者の例を経験していますが、今回は「5つの病因論」と「ゼロ・サーチ」の部分を担当しました。
　最新の宇宙論を勉強してみると、観察ができる物質が4％、ニュートリノが1％、残り95％はダークマターとダークエネルギーで宇宙が構成されているようです。ダークマターとダークエネルギーはまだ観測できていないそうです。つまり、宇宙はわからないものがほとんどの物質とエネルギーでできているということがわかったということです。ビックリ、ビックリ。そう考えれば、バイオレゾナンスのビックリなどまだ可愛いものです。しかし、このビックリに未来の医学のヒントがある。そう思っていただければ執筆者一同幸せに思います。

執筆者を代表して

矢山　利彦

〈執筆者一覧〉(掲載順)

矢山 利彦(バイオレゾナンス医学会理事長／Y.H.C. 矢山クリニック院長)……§1
森　正道(森の診療所院長)……§2
陣内　賢(陣内耳鼻咽喉科クリニック院長)……§3
青木 秀夫(青木クリニック院長)……§4
森　吉臣(医療法人社団健若会 赤坂腫瘍内科クリニック院長)……§5
佐藤　晃(Y.H.C. 矢山クリニック 歯科部長)……§6
杉本　叡(杉本歯科医院 院長)……§7
杉田 穂高(医療法人 杉田歯科医院 院長)……§8
天外 伺朗(ホロトロピック・ネットワーク代表)……§9

バイオレゾナンス医学会
Bioresonance Medical Association

本書をお読みになって、バイオレゾナンス医学にご興味を持たれた方で、つぎの国家資格をお持ちの方は、ぜひ、下記までご連絡ください。

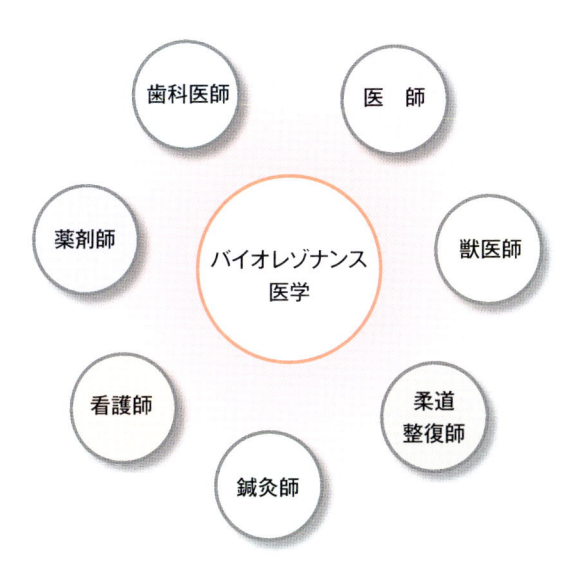

- 歯科医師
- 医師
- 薬剤師
- 獣医師
- 看護師
- 柔道整復師
- 鍼灸師

中心：バイオレゾナンス医学

バイオレゾナンス医学会事務局
〒840-0201　佐賀県佐賀市大和町大字尼寺3049-1　矢山クリニック内
TEL：0952-62-8903　FAX：0952-62-8904
E-mail　info@bio-resonance.jp
URL　http://www.bio-resonance.jp

バイオレゾナンス医学選書❶
病気がここまで治った。──バイオレゾナンス医学の理論と実際

2016 年 7 月 10 日　初　版　第 1 刷　発行

編著者　　矢山利彦
発行者　　安田喜根
発行所　　株式会社 評言社
　　　　　東京都千代田区神田小川町 2 - 3 - 13 M&C ビル 3 F（〒101 - 0052）
　　　　　TEL 03 - 5280 - 2550（代表）
　　　　　http://www.hyogensha.co.jp
　　　　　印刷　中央精版印刷 株式会社

©Toshihiko YAYAMA / Bioresonance Medical Association 2016, Printed in Japan
ISBN978-4-8282-0583-0 C3047
定価はカバーに表示してあります。落丁本・乱丁本の場合はお取り替えいたします。